40代からはじめる「腸活×菌活」完全マニュアル

藤田紘一郎 監修
田和璃佳 著

徳間書店

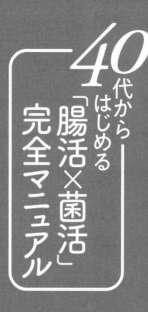

「腸活」チェックリスト

- □ 便秘や軟便、血便や下痢の便通異常
- □ アレルギーやアトピーで悩んでいる
- □ 免疫力がなくすぐに風邪をひく
- □ 体内から潤う美肌になりたい
- □ 代謝が落ちてなかなか痩せない
- □ よく眠れない・不眠症
- □ 疲れが取れない・慢性疲労
- □ 痔が治らない
- □ うつ病で薬をたくさん飲んでいる
- □ 自律神経のバランスが崩れている
- □ イライラしすぎることが増えた
- □ 気分の浮き沈みが激しくなった
- □ 他人の幸せを素直によろこべない
- □ 自分の存在価値が見いだせない

これらのチェックリストで
1つでも当てはまる項目がある人は、
次のページをチェック。

チェックリストで、該当する項目があった方は、
すべて腸が原因かもしれません。
将来、大変なことにならないように、
そして、美しいハッピーライフを
実現させるために、
今から正しい美腸づくりをはじめませんか？

私は美腸を通じて

**「ココロとカラダがキレイになり、
なりたいアナタの
ハッピーライフを手に入れる」**

そんなお手伝いをすることができれば、
とてもうれしく思います。
ぜひ一緒に、美しく健康で、
楽しく有意義な人生…
ハッピーライフをかなえましょう！

目次

Lesson 1 「腸活以前」の基礎知識 11
腸を「ものさし」にするという考え方 12
私のココロとカラダ、自信をもって「元気です！」と言えますか？ 14
お花畑に例えられる「腸内フローラ」 16
腸活のイメージは「きちんとお手入れされた庭づくり」 18
正しい「腸活×菌活」にはメリットしかない！ 21
忙しい働くママさんこそ今すぐ！「腸活」が必要！ 24
まず覚えましょう！「美腸活の基本の4ステップ」 26
あなたの「腸内負債」はどれぐらい？ 30
腸内細菌の種類を増やす「3つのチャンスポイント」 35

母乳に含まれるIgA抗体が抗アレルギー体質をつくる　37
3歳までの「除菌生活」は要注意　39
学ぶべきは「美腸活の女神」！　41

Lesson 2 「食べる」を制するは「腸活」を制する　45

わかりやすいサイン！「うんち」と「オナラ」　46
腸がよろこぶ！「美腸食の基本5原則」　53
絶対おさえたいマストな食材「キャベツ」！　56
「温酢キャベツ」が万病予防になる理由　60
本気で腸内フローラ改善したい人のための「おなかレシピ」　64
今の日本人は「腸内細菌」が不足している！　66
人気の「糖質制限ダイエット」の落とし穴　67

まずは「FODMAP」を知ることからはじめよう 70
腸活のもうひとつの落とし穴…「SIBO」 74
「グルテンフリーダイエット」の大きな誤解 77
「ビタミンB群」を効率よく摂れる「鮭」レシピ 82
正しい「水選び」が美腸活への第一歩 84
「美腸水」をオススメする5つのワケ 86
温水洗浄便座への愛着とはお別れしましょう 96
正しい美腸づくりに絶対不可欠な「油選び」 98
欧米・韓国でもすでに危険視されている「トランス脂肪酸」! 103

Lesson 3 不腸負債を克服するには 105

食品添加物を減らして「不腸負債」を減らそう! 106
無意識に口に入っている「危ない食品添加物」 109

まずは「食品添加物ワースト3」を覚えましょう　113
添加物が引き起こす「快楽」と「依存」　118
「無菌社会」がアトピーの子どもをつくっている　121
すぐにクスリに頼る癖も腸活の敵　124
あらゆる病気リスクの元凶「腸もれ」を知っていますか？　126
「短鎖脂肪酸」は腸活の救世主　131
ダイエットの強い味方にもなる「短鎖脂肪酸」　135
「デブ菌」と「ヤセ菌」　138
アレルギーでお困りの方にも「短鎖脂肪酸」がオススメ　140
免疫力が高いと病気にならない！　腸内細菌が免疫力をつくる　142
ご存知ですか？　腸内細菌が「水素」をつくること　144
美肌にも多種多様な菌が大活躍！　皮膚常在菌のお話　147

スキマ時間のちょっと運動で「腸活効果」が倍増 150
悪いストレスは腸内フローラを枯らすほどのダメージが！ 153
「ストレスがたまってドカ食いしちゃった…」の理由 155
ベイビーからはじめる「ストレスに強いココロとカラダ」づくり 158
「腸活のハッピーサイクル」を高めよう！ 159
よく眠れていますか？ もう一つの便秘の原因は…睡眠不足 162
ミミズと腸内細菌と土壌菌の不思議な関係 164

Lesson 4 田和璃佳 藤田紘一郎 対談
「こんなにすごい『腸活×菌活』のすべて」 167

あとがき 186

Lesson 1

「腸活以前」の基礎知識

腸を「ものさし」にするという考え方

その基準は「腸がよろこぶ」か「腸が嫌がる」かというたった2つのポイント

アナタは、日々の生活で不調を感じていませんか？　おそらくこの本を手に取っている読者の方は、何かしらの不調を抱えているに違いありません。美腸カウンセラー®である私、田和璃佳も東京と大阪を中心に「美腸活セミナー」を開催し、数多くの参加者からのお悩みを聞いてきました。

便秘や下痢だけでなく、美肌やアトピー、ダイエットなど、さまざまなココロとカラダの悩みを切々と訴えてきます。おそらく、質問される方は直感的に、不調の原因は、体の内側にあるのではないかということで、「腸活」にヒントを求める人が多いようです。

腸活という言葉もすっかり広く知られるようになってきました。いざ実践したいと考えつつも何をすればいいのかという質問も多く受けてきました。私から言わせれば、何も難しく考える必要はないと思います。美腸づくりの基準としては、「腸がよろこぶ」ことをする、「腸が嫌がる」ことをしない、たった2つの「ものさし」だけです。ただ、現代の食生活・生活習慣において、100パーセント「腸がよろこぶ」生活を送るのは現実的に不可能です。だからといって悲観的になったり、ストイックに追い込む生活を送るのではなく、例えば、「腸が嫌がる」食事をしたら次の日は「腸がよろこぶ」食事を心がけようとか、1週間単位で調節して取りくんでみたらどうでしょうかと提案するようにしています。

「腸を中心にした生活」をオススメする理由は、腸をベースに判断することで、生活基準が整い、心も体もすごく楽になり、間違った健康ブームに振り回されることなどなくなるからです。

私のココロとカラダ、自信をもって「元気です！」と言えますか？

そのシグナル見逃さないで！
あなたの「腸」はSOSを出しています！

近年の腸活ブームのきっかけは、欧米を中心とした研究者によって、腸の新たな知見が次々と発見されたことにほかなりません。

腸は、心身ともに健康な生活を送りたい人にとって、極めて大事な臓器です。それどころか、脳との相関関係も明らかになると、「ココロとカラダ」にとって大変重要な役割を果たしていることがわかってきました。

現在、腸のはたらきとされているものは、「①消化」「②吸収」「③排泄」に加え、「④免疫」「⑤合成」「⑥解毒」「⑦浄血」の7つに分類できます。中でも④〜⑦は美腸活に欠かせないはたらきですので、簡単に解説しようと思います。

免疫 病気に対する抵抗力を高めるはたらきのこと

合成 食べたものから体に必要なものであるビタミンやホルモンなどをつくるはたらきのこと

解毒 有毒物や老廃物を外に出すはたらきのこと。実は、肝臓や腎臓も解毒を担いますが、腸も重要なデトックス器官で、体内の毒素の約75%が大便とともに排泄されています

浄血 血管は血液中に含まれる成分を選別できないので、栄養成分の取りこみ口である腸の状態や環境が、血液の質にも大きくかかわっています

つまり美腸になれば、血液もキレイになり、毒素や有害物質の多い汚腸であれば、汚れた血液が全身をめぐるということになるので、浄血できるかどうかは腸のはたらきしだいということがおわかりになるでしょう。

健康も美容も手に入れたいあなたにとって、最適なのが「美腸活」なのです。

お花畑に例えられる「腸内フローラ」

腸の中に広がるお花畑…それはまるで美しく広大な庭園のよう！

腸の7つの機能を果たす上で、中心的な役割を担っているのが、腸内細菌です。顕微鏡写真で腸を撮影すると、まるでお花畑のような光景が広がることから「腸内フローラ（腸内細菌叢）」と呼ばれるようになりました。

腸内細菌は数にして実に100兆個もいます。人体に棲息している微生物の生態系「マイクロバイオーム」の中でも、最大勢力として研究者の間でもそのはたらきに注目が集まるようになりました。

腸内細菌は仲間たちとチームをつくってテリトリーを保ちながら全体として集団を形成しながら棲んでいます。その種類は数百種類とも数千種類とも言われていますが、重量にして実に約1〜2キログラム。その大半が大腸に棲息しています。

人体の細菌は、口の中には約1兆個。全身の皮膚には約1000億個。胃には約1000万個が分布しています。数字ひとつとっても、いかに腸内細菌の数が多いかおわかりでしょう。

さらに言えば、最近の研究で、細菌がもつ遺伝情報が性格や病気にまで影響を及ぼしているとの報告もあります。つまり、思考や性格を決めているのも、実は、細菌たちということになります。

ここでもう一度、腸内細菌の数を思い出してください。人の体細胞は、約37兆個ですが、このうち核（DNA）をもつ細胞は約11兆個。一方、遺伝情報をもつ腸内細菌数は約100兆個ですから、いかに腸内細菌が体の健康だけではなく、メンタルヘルスにまで影響があるか、おわかりいただけると思います。

うつ病や自閉症など、現代社会が抱える問題も腸活により改善できるのではないかと期待されています。

腸活のイメージは「きちんとお手入れされた庭づくり」

荒れた庭をキレイにすれば美しく素敵な花が咲き誇る

「腸内フローラ」の構成（どんな種類の腸内細菌がどれだけ棲んでいるか）は、その人の生まれた場所や育った環境によって、一人ひとりまったく違います。つまり、指紋と同じように、1人として同じ腸内フローラはありません。腸内細菌の多様性は、その人が健康であることの条件です。「腸活」とは、この腸内細菌の多様性を実現するための活動にほかなりません。

この腸内フローラと腸活のイメージを最も的確に表している言葉があります。

腸内フローラをつくる方法について、ジョンズ・ホプキンス大学医学部ジェラルド・E・マリン准教授は、美しい庭づくりに例えていて、私はセミナーでもよく紹介しています。

黄金のトライアングル

美腸活を成功させるための
究極の3ファクター

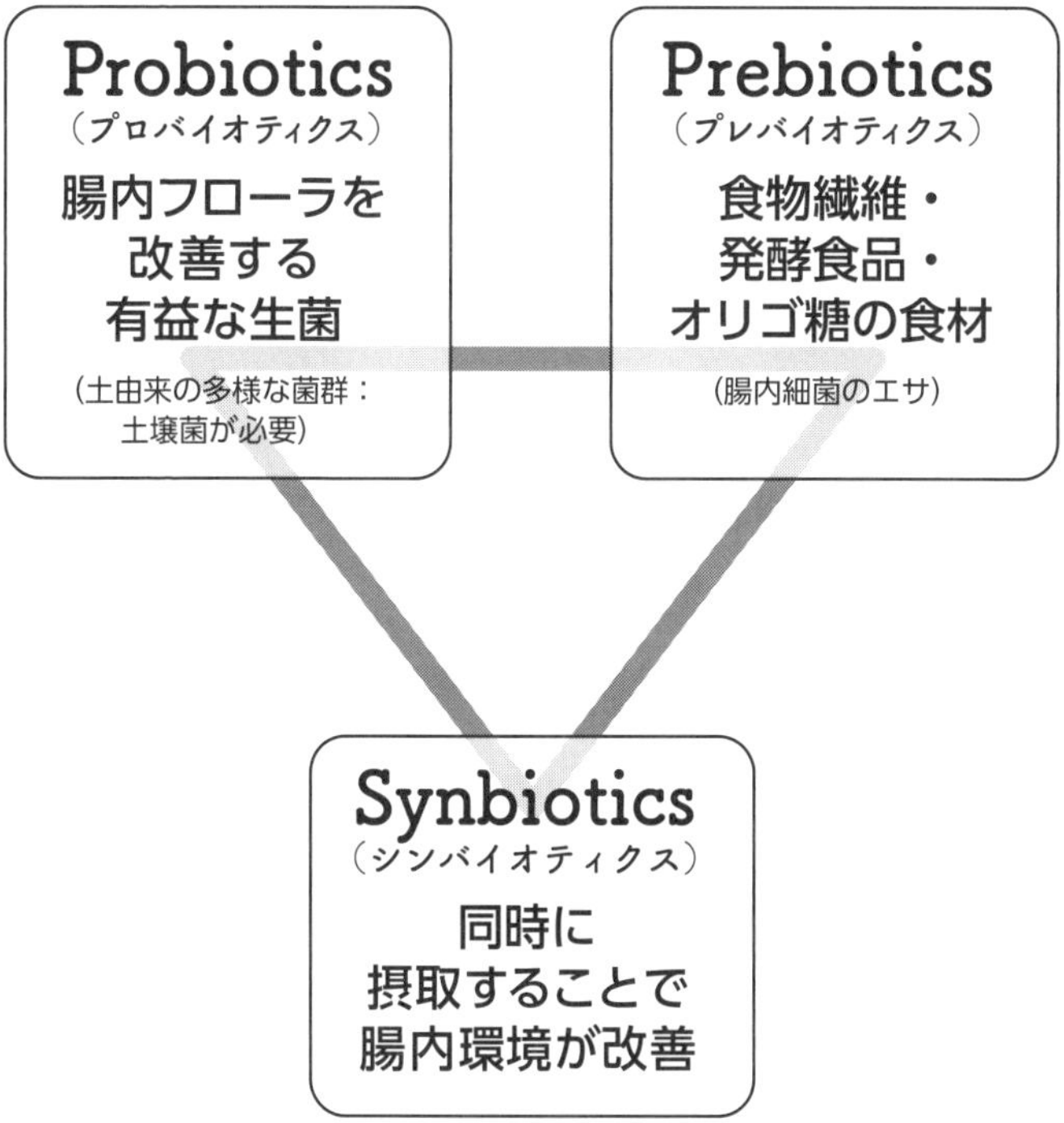

「まず庭に生えた雑草を除去し、次に環境に合った種をまき、そしてよい肥料を与える」

手間をかけて畑を耕せば、やがて「健康」という名の果実を手にすることができるといったところでしょうか。

このイメージを図にすると、19ページのように「美腸活を成功させるための究極の3ファクター」のようになります。

まず、プレバイオティクス（Prebioteics）は食物繊維や発酵食品、オリゴ糖などの、腸内細菌が活性化するためのエサになる食品のことを指しています。

他方、プロバイオティクス（Probiotecs）は、腸内フローラを改善する有益な生菌のことを意味しています。いわゆる土由来の多様な菌群である土壌菌のことです。この両者をバランスよく腸内に取り入れることで、腸内環境の改善を促すことを、シンバイオティクス（Synbiotics）と呼んでいます。

「腸活×菌活」は腸内環境を改善するのための車の両輪のようなもの。どちらかに偏ってしまっては、健康なココロとカラダを手に入れることはできないのです。

正しい「腸活×菌活」にはメリットしかない！

ココロとカラダに大きな影響を与える腸内細菌

「腸活」をすると具体的にどんなメリットがあるの？

セミナーで、よく尋ねられる質問です。腸内フローラの多様性こそが、「ココロとカラダ」を健康にするベースであるというのは前述したとおりですが、腸内細菌はその代謝によって、さまざまな産生物をつくっています。

この産生物によって、ヒトの心身に大きな影響を与えることがわかっています。主要なものをあげてみると、実にその作用が多岐に渡ることに驚かされるでしょう。

短鎖脂肪酸を合成する↓バリア機能を高める・エネルギー生成

食べたものから栄養素を分解する↓便秘対策

糖代謝、脂質代謝改善↓ダイエット

免疫系を鍛え、病原体から体を守る↓免疫力アップ
抗アレルギー↓アレルギー体質改善
水素を発生させる↓抗酸化・アンチエイジング
ビタミンを合成する↓美肌づくり
ホルモンの前駆体をつくる↓メンタルの安定

ご覧のとおり、不調を抱える多くの人が「正しい腸活」を実践することによって、さまざまなメリットを実感できるのではないかと思われます。

つまり、腸活は「人生１００年時代」に不可欠であるコンディションが良好な状態を示す「ウエルービーイング（well-being）」をもたらす健康メソッドとしても有効なのです。

腸内細菌がつくるもの（＝産生物）

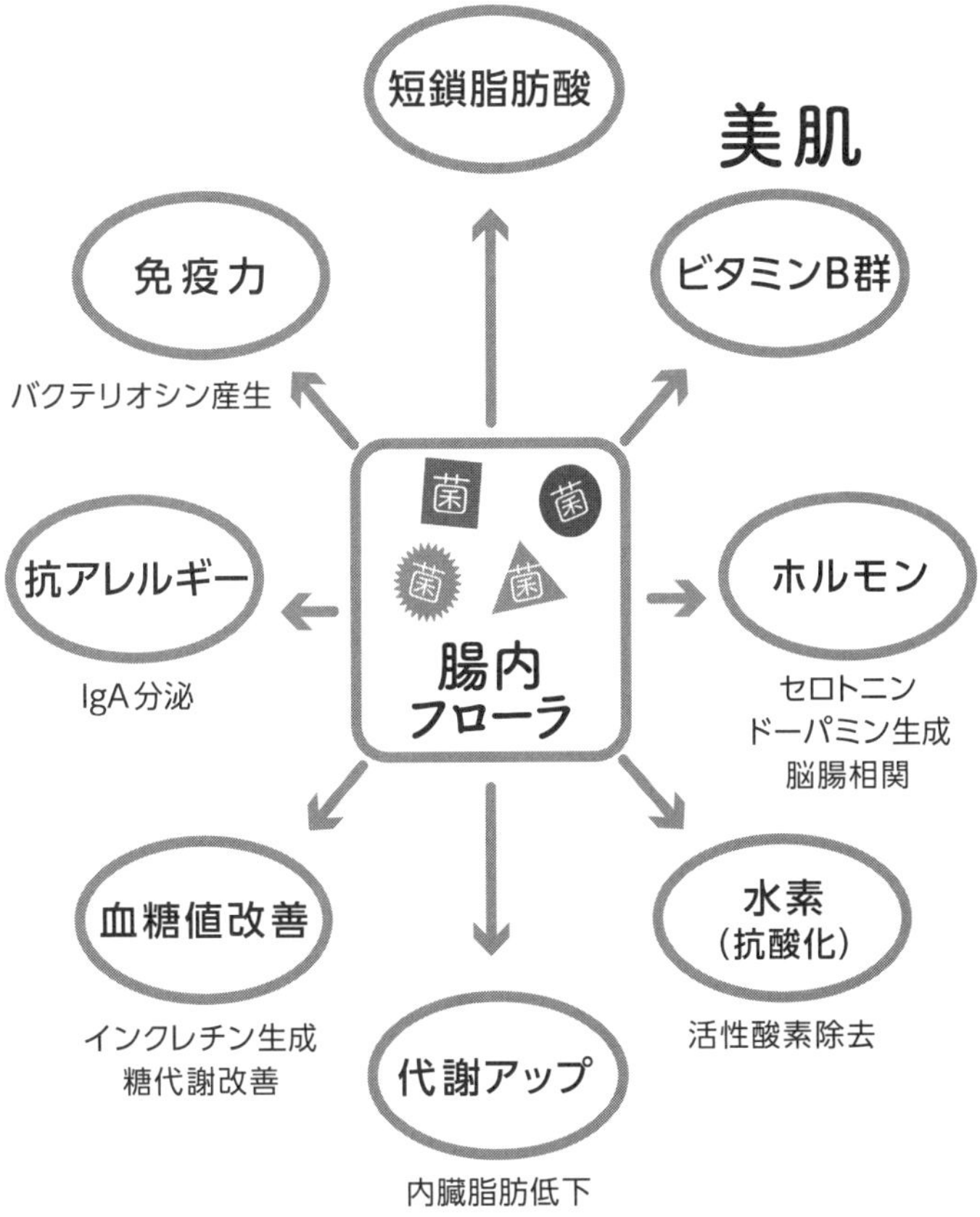

忙しい働くママさんこそ今すぐ！「腸活」が必要！

時間がなくても大丈夫
まずは生活の一部に取り入れることからはじめる腸活

セミナーや講演会などで「忙しいので腸活をする時間が取れません」というお悩みをうかがうことがあります。特に東京や大阪などの大都市では共働きが当たり前。ママたちの負担は大きく、小さいお子さんを抱えた参加者の人の中にはワンオペ育児に疲労困憊で体調を崩しかけているような方をお見かけすることもあり「腸が疲弊していますね」と言葉をかけてしまうこともあります。

それでも私はあえて「忙しい人ほど腸活をしてください！」とアドバイスしています。なぜなら、腸活のメリットは、便秘はもとより免疫力アップやガン予防に至るまで、実に広範囲に渡って、ママたちの味方になるからです。

忙しいママは毎日寝不足で便秘に悩み、吹き出物や化粧のノリが悪いなど肌の不調にも悩まされている方が少なくありません。私の場合はふだんの生活では問題ありませんが、睡眠不足になると、顕著に便秘になります。私はこれを腸からのＳＯＳととらえていますので、食生活を振り返りおかしな点がなければ、必ず睡眠不足を疑います。そして睡眠時間をきちんと確保すれば便秘はすぐに改善します。

現代人の多忙なライフスタイルは、腸内環境を悪化させ私たちのココロとカラダに不調としてシグナルを送ります。その悪化した腸内環境をそのままにしておけば、さらに深刻な病気を引き起こす可能性もあります。

この「悪循環のサイクル」を断ち切り、正しい美腸習慣に改善すれば腸内環境も整いさまざまな恩恵を得ることができます。この「腸活の好循環サイクル」こそが私が目指す美腸メソッドなのです。

まず覚えましょう！「美腸活の基本の4ステップ」

この4ステップをするだけで簡単に美腸活スタート！挫折しない美腸習慣

これまで「腸活」をキーワードにセミナーをしてきましたが、質疑応答では参加者の大半はすでに一般的な腸活を実践されています。にもかかわらず疑問が尽きないのは、腸活を食餌療法の一種と勘違いしているからです。テレビやインターネットでも腸活の情報があふれているだけに「納豆やヨーグルトを毎日食べているのにもうひとつ腸活の成果が実感できない」という方が多く「なんでなの?」という原因を知りたがります。

私が強調してお伝えするのは18ページのように、美しい庭づくり、もしくは畑を育てる自然のイメージを腸活に当てはめています。これは私が提唱している「美腸活の

美腸活の基本の4ステップ

ステップ1

腸内細菌を傷つけるものをやめる

▼

ステップ2

多種多様で有益な菌を補給
（プロバイオティクス）

▼

ステップ3

腸内細菌のエサとなる
食物繊維や発酵食品などを食べる
（プレバイオティクス）

▼

ステップ4

ストレスフリーで
腸内細菌を活性化

基本の４ステップ」と重なります。

ステップ1　腸内細菌を傷つけるものをやめる
ステップ2　多種多様で有益な菌を補給（プロバイオティクス）
ステップ3　腸内細菌のエサとなる食物繊維や発酵食品などを食べる（プレバイオティクス）
ステップ4　ストレスフリーで腸内細菌を活性化

まるで庭をつくるように腸内フローラを育てていく――。何を食べたらいいのかという食事法よりも先に、この腸活のイメージを徹底的に叩き込んでもらえれば、何度もチャレンジして挫折した人も、継続して腸活に励んでいただけるのではないかと思い、事あるごとにお伝えをしています。

そして正しくこの４つの美腸ステップを踏めば、アナタは間違いなくココロとカラダの不調から解放され、健康を取り戻すことができます。

とかく腸活については、「ステップ2　多種多様で有様な菌を補給（プロバイオティクス）」と「ステップ3　腸内細菌のエサとなる食物繊維や発酵食品などを食べる（プレバイオティクス）」が強調されていますが、実は「ステップ1」の「腸内細菌を傷つけるものをやめる」こそが大事な「腸活」と言えます。この点については、105ページからの「LESSON3」で説明しています。

あなたの「腸内負債」はどれぐらい？

腸内環境を可視化する
まずは腸内負債をゼロにすることからはじめましょう

以前にセミナーの参加者から詰問調で質問されたことがありました。

「これまでマジメにいろいろな腸活をしているのにまったく効果が出ないって何がおかしいんでしょうか？」

もっともな意見でした。その方はテレビや雑誌などの「腸活」の情報をキチンと実践されているとのこと。同様の質問はかなりの頻度で出てくるので、潜在的に多くの人がもつ疑問といえるでしょう。

そこで私が必ず質問するのは「あなたの現在の腸内環境はどうなっていますか？」。

すると皆さんは意表を突かれたような表情になります。腸の中は自分で見えませんからわからなくても当然です。

そこで腸活を生活に取り入れる以前に、ご自身の腸内環境がどのようなっているかイメージ化することが大事だとお話しています。ここで27ページの「美腸活の基本の4ステップ」を思い出してください。もしかするとあなたは「ステップ1」にある「腸内細菌を傷つけるもの」を頻繁に摂取しているかもしれません。

例えば、食品添加物や化学調味料の過剰摂取。また病気がある人は抗生物質を長期にわたって服用しているかもしれません。現代人の生活環境は腸内細菌を激減させ、腸内フローラの多様性を低下させています。抗生物質をたった5日間摂取しただけでも、腸内フローラの3分の1が死滅しバランス異常と多様性の低下がみられたというデータもあります。こうした腸内環境では頑張って腸活したところで、メリットを実感するまでに至らないというのも無理はないでしょう。

腸活をする上で、現在の腸内環境を知ることはとても大切です。

32ページにあるように、もともと腸内環境がマイナス10の人がプラス5の腸活をしても「マイナス10＋プラス5＝マイナス5」の腸内環境にしかなりません。この状態

「不腸負債」になっていませんか？

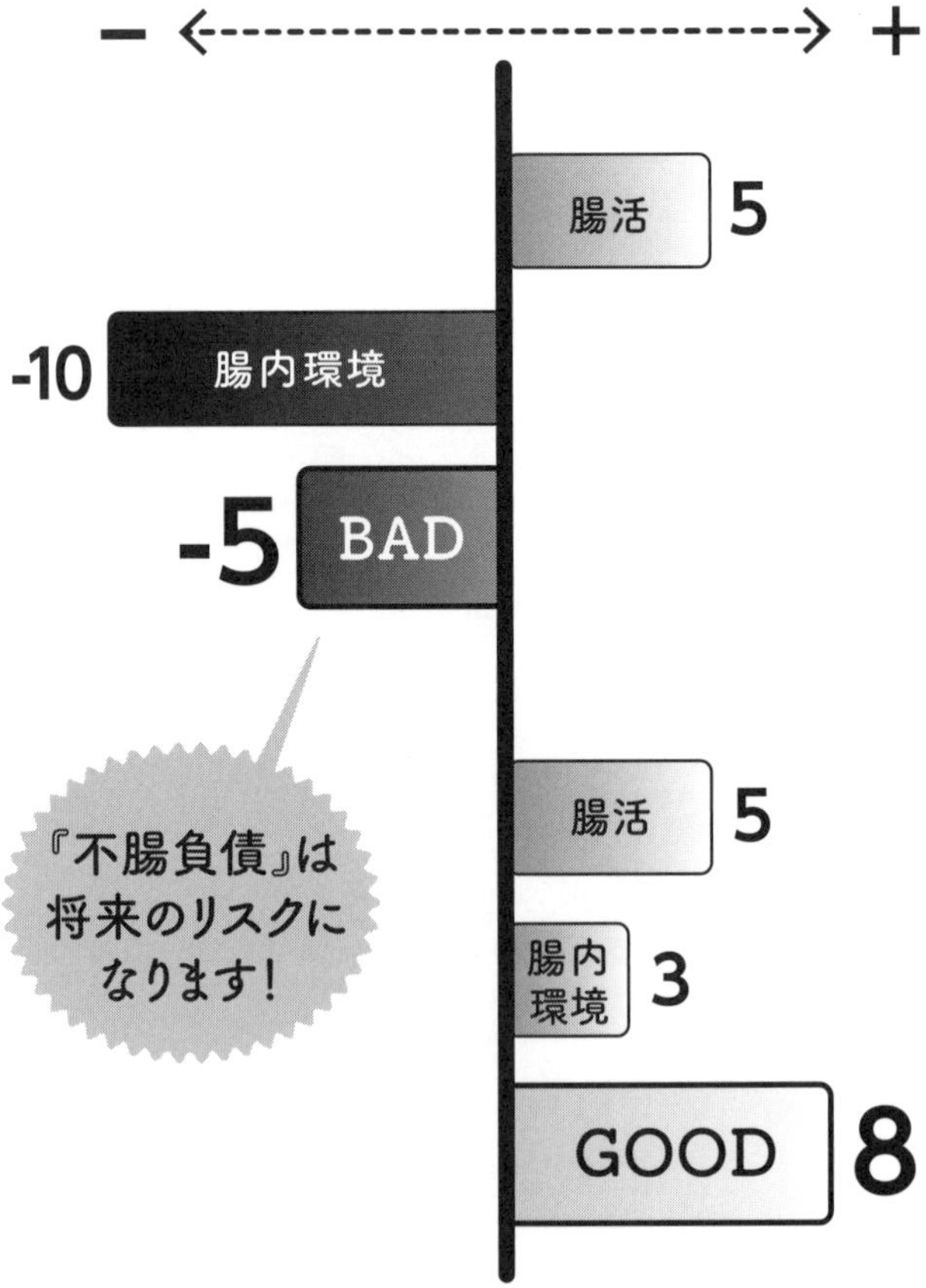

は腸内環境がまだ整っていない状態です。これではいくら努力をしても腸内環境が良好な状態にはならないでしょう。私はこのような腸内環境を「不腸負債」と呼んでいます。この状態で不調を感じ悩んだ末に、腸活をはじめる人がほとんどのはずです。

一方、腸内環境が腸活スタート時点でプラス3と良好な状態で、さらにプラス5の腸活をすれば以前よりも心身のコンディションの良さ、つまり腸からの恩恵をすぐに実感できることでしょう。

前述のとおり、それぞれの人の腸内フローラはまさに千差万別ですから、腸活をはじめるに当たっては、まずご自身の腸内環境を知ることからはじめた方がいいのではないでしょうか?

セミナーでも「足し算と引き算がわかって、腸内環境をプラスにもっていくだけで、うわ～っと大きな花が咲くんですよ」と図を用いながら説明すると、参加者はキラキラとした顔になります。「なるほど、腑におちた」という顔でうなずく人もいます。

腸内環境がプラスとマイナスの間をいったりきたりするようでは、メンタルも安定しません。それが32ページのようにプラス8に到達できれば、「心身ともに健康で幸せなハッピーライフが過ごせる」というゴールイメージもお伝えするようにしています。

本気でココロとカラダの改善を求める方には、日常的に口にしている食べ物やクスリなどをノートに書き出してもらうようにしています。リストにすることでご自分でも現状を把握することができ、私も正しくアドバイスすることができます。

まずは、あなたの腸内環境をキチンと把握してみてはいかがでしょうか?

腸内細菌の種類を増やす「3つのチャンスポイント」

まずは3歳までの「3つのチャンスポイント」を知ることが大切！

「腸内細菌の種類は3歳までに決まってしまう」

そういう話をすると、ほとんどの人は驚かれます。しかしこれは胎児からはじまる「腸の成長史」を振り返ってみると、何ら不思議ではありません。実は腸内細菌の種類は3歳までにほぼ決まってしまうのです。

胎児の消化管はほぼ無菌状態で母親は臨月を迎えます。そして出産の際に赤ちゃんは産道を通して母親の膣内常在菌を飲みこむことで、人生最初の腸内細菌を獲得します。ここが第1ポイントです。

初めて獲得した腸内細菌は、子どもの長期的な健康に影響を及ぼします。

生後24ヶ月の乳児の腸内フローラの組成を調べた研究では、帝王切開で産まれた乳児の腸には、経腟出産に比べてバクテロイデス属の細菌が少ないことが判明しています。このバクテロイデス属は複雑な分子構造をもつ多糖類の分解を助けている細菌。肥満の予防にも役立つ菌で、子どもが肥満になりやすいか否かという体質と関連づけられています。

また、帝王切開の子どもの場合、経腟出産の子に比べて、生まれた時点で腸内に有用菌が少ないため、その後深刻な病気を発症しやすいことも指摘されています。腸内フローラのバランス異常が生後7年間続くことでアレルギー、喘息、炎症性腸疾患、セリアック病（グルテン不耐症）、1型糖尿病、自己免疫疾患のリスクが高いこともわかっています。さらに、コリック（たそがれ泣き、長泣きとも呼ばれる乳児の症状）を起こしやすいことや、肥満傾向があるという研究結果も発表されています。

母乳に含まれるＩｇＡ抗体が抗アレルギー体質をつくる

栄養満点の母乳にはビフィズス菌という強力な有用菌も

出産時に続き赤ちゃんの腸内細菌の供給源になるのは母乳です。授乳こそが腸内細菌の種類を増やす第2ポイントです。母乳にはビフィズス菌という強力な有用菌が含まれています。それ以外にもＩｇＡ抗体が含まれていて、バイオフィルム（菌たちがつくる粘膜のこと）の形成を助けることもわかってきました。抗体とは、病原体など体に「異物」と判断された物質にくっつきそれを排除しようとする分子のことで、体内にとって異物を退治するための武器といっていい存在です。その粘膜が腸の内側を覆い、病原菌や感染症から体を守っているのです。とりわけ、産後10日ぐらいまで出る母乳を「初乳」と呼んでいますが、成乳に比べてトロッとしており豊富な栄養分と免疫成分が含まれていることから非常に注目されています。

腸の上皮細胞の表面に分布し、腸の粘膜液でつくられるＩｇＡ抗体は、病原体の排除、毒素を中和するはたらきのほかに「腸内細菌を選別する機能」があります。どの細菌を受け入れるか受け入れないのかということを、腸の粘液にいるＩｇＡ抗体が決めているのです。

さらに、ある特定の細菌群が腸内フローラの中で一人勝ちしないように調整して、腸内フローラの多様性を保つようにコントロールしていることもわかっています。いわば、腸内環境のバランスをつかさどっている抗体なのです。

ということは、腸内フローラの安定のためにはＩｇＡ抗体の分泌は欠かせません。母乳は赤ちゃんにとっては大好きなママからの最高のプレゼントと言えます。

子どもを美腸にするのは親になる人にとって最低限の責任です。ママがきちんと美腸活していなかったために大事な子どもが成長して、病気やアレルギーになっているケースが非常に増えています。

3歳までの「除菌生活」は要注意

ママのキレイ好きが「無菌王子」を育てていることに

子どもが成長する上で腸内細菌を増やすのは、日々の活動がベースとなります。ここが腸内細菌の多様性を高める第3ポイントです。

よちよち歩きを始めた子どもは目の前にあるモノを見ると、すぐ口に入れたがります。モノには雑菌がついていますが、これが体内に入り腸内細菌として根づきます。ほかにも自然の中で土や草木を触れたり、小動物を飼育すること、近所の子どもと遊ぶなどといった活動を通じて、赤ちゃんはさまざまな細菌を獲得して自分の腸内フローラの多様性を高めていきます。こうして日々成長しながら獲得する腸内細菌で免疫機能を鍛えていくのです。

ところが現代社会では、除菌や殺菌が当たり前。赤ちゃんたちを「菌のない生活」に追い込んでしまうと、腸内細菌の多様性が形成できなくなりアレルギーなど免疫機能を低下させる結果となってしまうのです。

ママにとってかけがえのない存在の赤ちゃんを、除菌抗菌グッズの多用で「無菌化」してしまっては、せっかくの腸内細菌の獲得チャンスを奪ってしまうことになりかねません。健康で元気な子になってほしいのに、かえって「無菌王子」「無菌姫」を育ててしまっているのです。これでは本末転倒でしょう。

ゼロ歳児からの超早期教育も人気ですが、頭脳の学習は、腸内細菌がきちんと育成してからでもまったく遅くありません。私は人間力が高く、健全な子どもに成長するために「3歳までの腸活教育」をオススメしています。

出産から3歳までの過ごし方によって、多種多様な菌のいる豊かな腸内フローラを子どもにプレゼントできれば、強力な腸内細菌に支えられて生涯を心身ともに健康で力強く生きることができる礎を築くことになるのです。

学ぶべきは「美腸活の女神」！

腸活成功で走る！ 88歳の艶々美肌おばあちゃんから学べ

はやりすたりの激しい「健康ブーム」の中で「腸活ブーム」は一過性のものではなく、ますます関心が高まっているとセミナーの参加者の数やその「腸活」に対する熱心な姿勢を通じて実感しています。とりわけセミナー参加者に共通するのは、「腸活を成功している人は内側からキラキラしている」というイメージをもっている40代以上の女性が多いことです。

私自身も同世代なのでとてもよくわかるのですが「内側からキレイになる」「内側から潤う」というキーワードは、バブルや消費社会を生きてきた私たちにとって実に魅力的に響く言葉と言えます。

例えば、メイクひとつとっても「外見を美しく見せるメイクや美容法はさんざんやりました。でも皮膚の内側からにじみ出るような魅力はどうやったら出せるのかしら」

という「腸活のゴールイメージ」は決して間違っていません。

ただ腸活のゴールを知りたい、美と健康を手に入れたいというだけでは、どうしても腸活を漠然としたイメージでとらえてしまいがちです。

そこでオススメしているのが、「腸活のメンターをもて」ということです。

メンターとは、人生の指針となるような人のことを指します。私自身にとっては、日本における「免疫学」の第一人者である藤田紘一郎先生（東京医科歯科大学名誉教授）です。実際にお会いするたびに常に多くのことを学ばさせていただいています。

藤田先生の著作に大きく影響を受け、その学術的な成果や、「腸活先進国」である欧米の最新の論文を読み込んで、血肉化したものを、美腸Methods®にまとめ、なるべくわかりやすく皆さまにお伝えしており、藤田先生には感謝の念に尽きません。

また、セミナーでは必ず、お仕事で腸活仲間のお母様でいらっしゃる元気で溌剌とした超美肌のおばあちゃんが登場する動画をお見せすることにしています。

動画の時間はおよそ30秒ほど。白髪姿でショートカットのおばあちゃんが「颯爽と走る」様子を撮影したものです。動画の最後に浮かべる可愛い笑顔は、お肌艶々で、

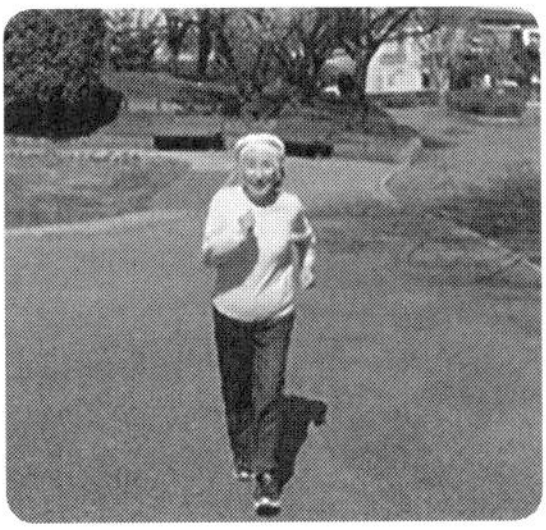

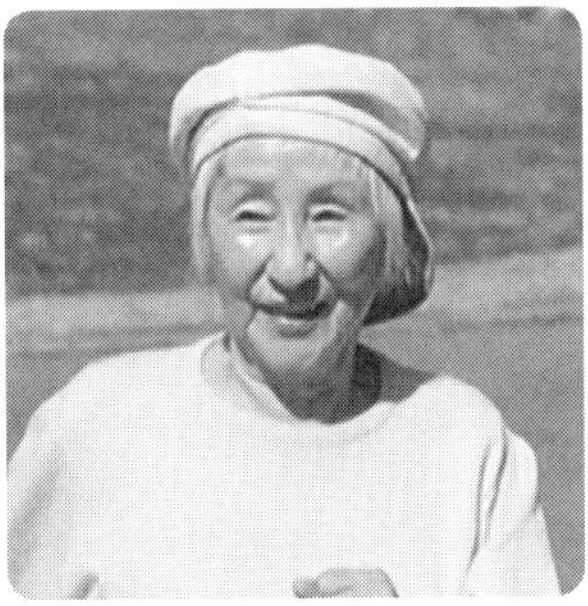

その表情にセミナー参加者は必ず「美腸になれば健康で元気でいられる」というメッセージを受け取ります。
このおばあちゃんこそ、現在90歳の佐々木さん。動画の撮影時は88歳でした。彼女は生活習慣病を腸活で改善され、今やハッピーオーラあふれる可愛い彼女のことを私は、「美腸活の女神」と呼び、動画を見るたびに、内側からキレイになる「美腸活の大先輩」として将来のなりたい姿、目標とさせていただいています。

Lesson2

「食べる」を制するは「腸活」を制する

わかりやすいサイン！「うんち」と「オナラ」

腸内環境は「うんち」と「オナラ」で知ることができる

「腸活」を難しく感じてしまうのは、わかりやすい成功の指標がないからです。現実的には腸内細菌の状態を確認するには、医師の診察を受けなければいけませんが、あまりにもハードルが高すぎます。

そこで私たちは「うんち」と「オナラ」というサインを「腸活」の指標とすることで、目に見えない腸内細菌の状態を、大まかに摑むことができます。

特に便秘と下痢は、腸からのシグナルとしてこれほどわかりやすいものはないでしょう。中でも日本人の便秘患者は推定450万人ともいわれていて、セミナーでも一番多い悩みが「便秘」というのもうなずけます。

私自身も子どもの頃からひどい便秘に悩まされました。便通も1週間に1回は当たり前。少ないときには10日間に1回なんてこともありました。私と同世代以上の方は、便秘ないしは下痢の症状を訴える人が多いですが、20代の若者では便秘と下痢を繰り返す「混合型」が増えてきているようです。

いずれにせよ、女性はもともと便秘しやすい体質です。女性ホルモンのひとつである黄体ホルモンには、便を移動させる大腸の蠕動運動をおさえてしまうはたらきがあるからです。黄体ホルモンの分泌量が増える排卵時から月経までの間に、便秘になりやすくなるのも無理もないことなのです。

また、不規則な生活で自律神経が乱れると、腸の蠕動運動が滞って便秘になるので、睡眠不足も便秘の大きな原因です。

「肛門からするりと滑り落ちるようなキレのあるほどよい硬さの立派なうんち」が目標です。美腸習慣が整えば、その成果としてすぐに現れます。

毎日キレのあるバナナうんちが目標ではありますが、毎日でなくても心配ありません。便秘というのは、定義として、3日に1回の頻度であれば、便秘とは認定されません。

腸内環境がわかる「7便の図」

1	コロコロ便	コロコロで硬く ウサギのフン のような便
2	硬い便	バナナ状だが 硬い便
3	やや硬い便	水分が少なく 表面にほぼ割れのある バナナ状の便
4	普通便	表面がなめらかで 柔らかい バナナ状の便
5	やや軟らか便	水分が多く 柔らかい 半分固形の便
6	泥状便	水分が多すぎる 泥状の便
7	水様便	固形物を 含まない 水のような便

理想的な「うんち」とは？

うんちの状態については、48ページのように「7便の図」に大別できます。腸内環境が理想的な便の状態というのも以下に示す6つの項目で確認することも可能です。以下、ご紹介いたしましょう。

①**量**　150～200gでバナナ1～2本ぐらい

②**回数**　1日に1～3回。ないし、3日に1回の頻度であれば正常範囲内とする

③**臭い**　きつくない程度。腐敗臭や酸性臭に注意

④**色**　黄褐色～茶色がベスト。黄、黒、緑、赤、灰色などは注意

⑤**硬さ**　バナナ状または半練り状で、するりと出るソフトなもの。お尻をふいた時に便がトイレットペーパーにつくかつかないかのキレのよさも大事

⑥**お腹の調子**　腹痛の有無。お腹が張ったり便が残っているような不快感がないか

この6項目の中でご自身で「おやつ」と違和感を覚えるものがあったら腸内環境が

乱れているかもしれません。うんちと腸内細菌は切っても切れない関係にあるからです。

うんちの成分のうち60％は水分ですが、残り40％の半分にあたる20％を占めるのが腸内細菌やその死骸です。さらに腸壁からはがれ落ちた粘膜細胞が約15％。食べ物のカスはわずか5％程度。つまり便の半分は腸内細菌なのです。

ちなみに、うんちに含まれる腸粘膜というのは正確には役目を終えた腸粘膜の細胞で、ほとんどは小腸の細胞だと言われています。腸粘膜の死骸のほとんどが小腸の粘膜であるのは、小腸粘膜の寿命が24時間ととても短いからです。そう考えるとうんちの大きさを見れば、今日一日はたらいてくれた腸内細菌の活躍ぶりも一目瞭然です。自分のうんちを確認してはたらいてくれた腸の仲間に感謝したいものです。

鼻がもげそうな臭い「うんち」や「オナラ」が意味するのは？

「便秘は百害あって一利なし」とは「腸活」においても当てはまります。うんちを大腸の中に長くとどめておくと、それをエサに大腸菌たちが仲間を増やし、腐敗物質を大量につくり出してしまいます。

中でもインドールは一部の腸内細菌がタンパク質を分解する際に生じる腐敗物質。この腐敗物質を含むうんちは、鼻をつまみたくなるほどの臭さです。インドールは、うんちやオナラと一緒に排出されるので、うんちやオナラが臭い人は、老化を促進する腐敗物質が腸内で充満しているに違いありません。

大腸の中で発生したガスは、うんちやオナラに混じって出ていく一方、体内にも吸収され、血管や身体各部の細胞を傷つけ老化を促進します。ほかにも腸で発生する腐敗物質としてはスカトール、硫化水素、アミンなどがあります。中でも硫化水素は、有毒ガスの一種で便秘症の腸では、微量ながらも発生しています。

大腸菌などは食品をエサに腐敗物質をつくり出します。高脂質の焼肉や揚げ物はもちろん背脂でギトギトの大盛りラーメン、砂糖や生クリームがたっぷり入ったパンやスイーツも大好物です。動物性の脂肪やタンパク質は、腐敗が得意な菌たちのエサとなって大増殖させるだけでなく、インドールや硫化水素などの有毒ガスを増やすことになります。忙しい生活を送っていて「自分にごほうび」といって、食べたくなるような食べ物には気をつけた方がいいかもしれません。

臭いオナラが日常的に出始めたら老化のはじまりと認識し、ただちに食生活を見直すのが鉄則です。

腸内細菌たちの腸内活動が変動するのは24時間以内。つまり食事を変えるだけで、次の日には腐敗菌の活動をおさえることができます。

例えば、焼き肉をたらふく食べた日の翌日は、食物繊維たっぷりの食事に切り替えることで腸内細菌のエサをコントロールし、腸内環境を改善することが大切です。あまりストイックになりすぎずに1週間単位ぐらいで、うんちとオナラの経過観察ができるようになれば、あまり負担を感じずに腸活を継続できるでしょう。

腸活は1日にしてならず。「いい加減」な腸活の方が長続きするのはいうまでもありません。

腸がよろこぶ！「美腸食の基本5原則」

5つのポイントをおさえるだけ！ カンタンな美腸食のススメ

では実際に、腸にいい食べものはどんなものを摂ればいいの？という疑問がわいてくるかと思います。私が提唱する「美腸食の基本5原則」ではダイエット効果があると同時に、便秘にも効くと多くの方からご賛同いただいています。

① 食物繊維はたっぷり食べる
② 発酵食品は毎日食べる
③ 良質な水と油にこだわる
④ 添加物が入ったものを避ける
⑤ 夜の糖質は（なるべく）控える

中でも①の「食物繊維はたっぷり食べる」というのは、どなたでもすぐに取り組める「腸活」としては、もっともスタンダードな方法です。

食物繊維は水に溶けない不溶性食物繊維と水に溶ける水溶性食物繊維の2種類があり、いずれも腸内細菌たちが発酵するためのエサになる最強のプレバイオティクスです。

不溶性食物繊維は水分を吸収してふくらみ、腸内にたまった食べかすや腸内細菌や腸粘膜の死骸などをからめとり、腸の中をきれいに掃除してくれて、便のカサを増やして排便を促すので、便秘の解消などに効果的。

一方、水溶性食物繊維は腸内で分解されると腸内細菌たちのエサになるため、たくさん食べると便秘解消や人体に好ましくない物質の吸収を妨げ、便として排出し高血圧や動脈硬化、血糖値が上昇する糖尿病などを予防します。

まさに「腸活」をする上でオールマイティな食品といえます。

美腸食の基本 5原則

①
食物繊維はたっぷり食べる

②
発酵食品は毎日食べる

③
良質な水と油にこだわる

④
添加物が入ったものを避ける

⑤
夜の糖質は（なるべく）控える

絶対おさえたいマストな食材「キャベツ」！

毎日キャベツで苦しくないダイエットに成功 短期間で結果を出したNさんの事例

食物繊維を習慣的に摂りたい方にオススメしている食品がキャベツです。キャベツは、水溶性・不溶性食物繊維がバランスよく含まれていて、不溶性食物繊維が多いのが特徴。消化管内で水分を含んで膨張するので、便が柔らかくなりうんちの量も増えるので妊娠中の方でも安心して続けることのできる便秘対策食品です。

キャベツはダイエット食としても、その効能は計り知れません。キャベツのカロリーは100グラムあたり23キロカロリーと低めです。たくさん食べても太らないだけでなく食物繊維豊富だからボリュームも食べごたえも満点です。しかも糖質量がキャベツ100グラムあたりで3・4グラムと非常に低く食べすぎの心配もありません。

腸活ダイエットの実例 Nさん（45歳）の場合

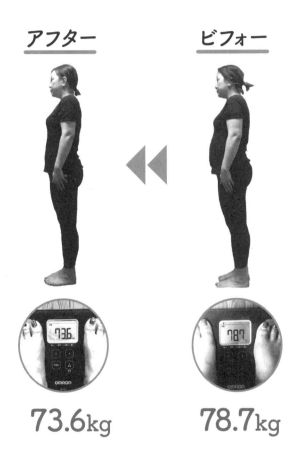

アフター

73.6kg

ビフォー

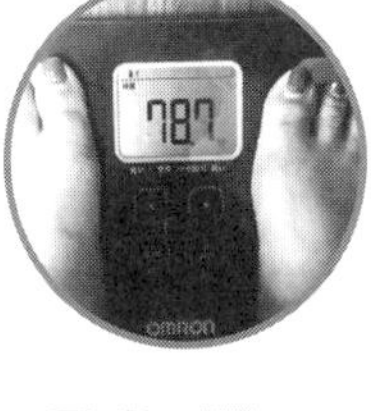

78.7kg

57ページの写真をご覧ください。写真のNさん（45歳）は私が主催する美腸活セミナーのモニター女性です。「ビフォー」写真を見ていただければ一目瞭然ですが、以前はおなかまわりがかなり出ていて典型的な中年太りの体型です。そこでNさんに後ほどご紹介する温酢キャベツを毎日100グラム食べてもらったところ、1ケ月後には「アフター」のような写真にシェイプアップすることに成功。体重はマイナス5キログラム。ウエストも6センチ減ってかなりスッキリしました。

この1ケ月間にしてもらったことは60ページから紹介している温酢キャベツと水（84ページ参照）を毎日しっかり摂るという「腸活」のみ。それでも短期間でダイエット効果が出たのは、Nさん本人もかなり驚いた様子でした。彼女いわく「一般的なダイエットと違って食事量の制限や運動などのノルマがないので、イライラすることなく楽しく続けることができました。それでもこれだけおなかまわりがへこんだのにはビックリです」と笑顔で答えてくれました。

メンタルの変化を聞くと「頭がスッキリして仕事も集中できた」とのこと。摂取カロリーを減らす一般的なダイエットは食餌制限があるので頭のはたらきが鈍ったり、体がだるくなるといったデメリットがありますが、腸活はキチンと食事をしながら整えるのがいいところです。

Nさんは腸活をはじめた当初、ごはんなどの糖質を一切口にしませんでした。私は「ダメですよ、ちゃんと白ごはんは食べてください。ただし、夜のごはん量は少し減らしてくださいね」と指導しました。Nさんからは「ダイエットなのにお米食べていいんですか?」と驚かれたほどでした。腸活のメリットは白ごはんも食べて温酢キャベツもたくさん食べるので、満腹感を得られること。ストレスをためずに生活習慣を変えることができるメソッドなのです。

腸活で興味深いのは、体重自体は必ずしも劇的に減らすことはできませんが、短期間でおなかまわりがスッキリすること。これは男女を問わず腸活に成功した人に共通する特徴です。ダイエット目的で腸活をするあまり体重計の数字の増減にばかりに目が向きがちですが、ウエストサイズやボディラインをダイエットの指標として取り組むとより効果を実感できるかもしれません。

「温酢キャベツ」が万病予防になる理由

キャベツを食べるのは飽きるし苦痛？　温酢キャベツはそんなあなたにピッタリ！　まずは2週間続けてほしい「温酢キャベツ習慣」！

キャベツの効能は、便秘やダイエットだけにはとどまりません。胃腸のケアや免疫力アップに美肌効果、高血圧の予防や鎮静作用、疲労回復まで万病予防になる食品として年齢を問わず積極的に毎日摂りたいものです。

キャベツは、五臓六腑の機能を調節するはたらきがあります。特に肝臓の機能向上、消化促進などの作用が高くキャベツに含まれるビタミンUは、市販の胃腸薬の重要成分でビタミンKとともに胃・十二指腸潰瘍の予防に役立ちます。またグルコミノレートは、肝臓内にある有害物質を分解する酵素のはたらきを高めて、肝臓のはたらき自体を高めてくれますからアルコールを飲む方にもオススメしています。

しかもキャベツは庶民の味方。年間を通じて入手しやすい野菜で価格もほぼ安定しているので、家計を預かるママたちの「腸活」にも強い味方になっています。

以前にも「千切りキャベツダイエット」などブームとなったことがありますが、どうしても継続しづらいというのが悩みの種でした。

セミナーでは、「キャベツを使った美腸活のために具体的なレシピを教えて」と言われることが多いのも事実です。そこで栄養成分的にも薬膳の効果的にも完璧な腸活レシピとして「温酢キャベツ」を紹介しています。セミナーでも積極的にご紹介していますし、56ページから登場したモニターのNさんにも毎日食べてもらいました。

食物繊維豊富なキャベツに発酵食品であるお酢を和えることで栄養価的にも申し分ない1品になります。キャベツの有効成分が酢に溶けだし体内に吸収されやすくなるばかりか脂肪の吸収を抑えて内臓脂肪を燃焼し、血中脂質を下げてくれます。また便秘の改善や血管の浄化などを促進し、高血圧予防にも一役買うというメリットも報告されているほどです。

最近ではアスリートの間でもお酢の疲労回復効果が注目されています。炭水化物の消化スピードを遅らせて、糖の吸収を緩やかにして食後の血糖値上昇を緩やかにもしてくれます。まさに55ページにある「美腸食の基本5原則」の「①食物繊維をたっぷり食べる」と「②発酵食品を毎日食べる」の両方を満たす「最強腸活レシピ」としてオススメしています。

実際これまでにも酢キャベツのレシピは、藤田紘一郎先生の著作でも数多く紹介されてきましたが、私流のアレンジとしては、酢キャベツを電子レンジでチンすることです。これにより薬膳効果も高くなり、甘味も増して、子どもでもたくさんの量を食べることができます。また一般的に手に入りやすい米酢も悪くはないですが、「温酢キャベツ」の場合には「純リンゴ酢」を使うことで、お酢の酸味が苦手な方でも習慣づけがしやすいように工夫しています。ぜひ試しに2週間ほど食べていただければ、腸活の効果を実感できると思います。

温酢キャベツのレシピ

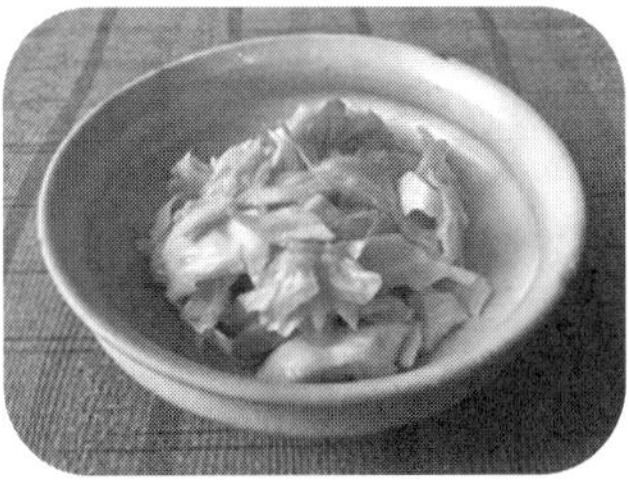

材料

キャベツ	200g
塩麹	大さじ1（18g）
純リンゴ酢	大さじ4（60g）
きび糖	小さじ1（15g）

レシピ

① キャベツを食べやすい大きさにカットしてレンジ（600W）で4分温める。

② 温めたキャベツを塩麹とリンゴ酢ときび糖で和え、1時間ほどねかしてしんなりとさせる。

本気で腸内フローラ改善したい人のための「おなかレシピ」

簡単・手間いらずの最強レシピは…「卵かけごはん」

腸内フローラを改善するためにはどうしても主食である白ごはんを減らして、野菜中心の食生活で……というように考える方が多いのですが「腸活」の視点からみれば正しくありません。特に誤解が多いのがごはんを悪者扱いする風潮です。

近年、糖質制限ダイエットなどの流行もあり糖質が多く含まれる白ごはんを食べない人が増えてきました。私のまわりにも結構います。しかし腸活では、白ごはんこそ是非食べていただきたい食品です。というのも食物繊維が豊富で腹持ちがいいばかりか腸内細菌のエサになり、より多様な腸内フローラの形成につながるからです。

忙しい人にも白ごはんなら炊飯器で炊くだけなので手間いらず。おかずをつくるのが面倒であれば和朝食の定番である「卵かけごはん」にするだけでも簡単かつ最強の腸活レシピが完成です。

最近まで卵には1個あたり210ミリグラムのコレステロールが含まれており、健康には1日1個が上限だとされてきました。ところが、科学的根拠に乏しいとして厚生労働省でも2015年からこの卵の摂取量の上限についての記述を撤廃しました。これは、食事から摂取するコレステロールより肝臓で生成されるコレステロール量が大きいためで、健康な人が1日に2個程度卵を食べてもほとんど害がないと言われています。

私が「腸がよろこぶ」理想的な献立としてオススメしたいのは卵かけごはんと、発酵食品である味噌汁（野菜、豆腐、キノコをたっぷり入れてください）、そして温酢キャベツの3品です。これに、お肉やお魚を少し加えても結構ですが昔ながらの一汁一菜の和食でも、立派な「おなかレシピ」と言えるでしょう。

今の日本人は「腸内細菌」が不足している！

その胃腸の悩み、もしかしたら玄米食が原因かも？

前項では白ごはんを「最高の腸活食」としてオススメしましたが気をつけてほしいのは玄米食です。マクロビオティックや健康志向の高まりで、玄米を食べる方が多いのですが、便秘に悩まされたり腹痛を起こしたりという人も少なくありません。

その原因の多くは、消化不良にあるようです。玄米そのものに栄養価が高いのは事実ですが、かつて玄米を主食としていた日本人の腸内細菌数なら十分に分解して栄養素を取り出すことができていましたが、現代の日本人の腸内細菌数は激減しているため、腸内環境を改善するつもりが、胃腸に過度の負担をかけている場合があります。また農薬問題もあるため、玄米を食べるときは同時に土壌菌を補給するか、玄米食による体調不良を感じたら、白ごはんに切り替えることをオススメしています。

人気の「糖質制限ダイエット」の落とし穴

栄養不足が活性酸素を増やし美肌から遠ざかる悪循環を招く

糖質制限ダイエットにも注意が必要です。糖質制限は70年代に「肥満を起こすのは炭水化物である」と主張した「アトキンス・ダイエット」が世界的に流行。日本でも2000年代に再ブームとなり、現在に至っています。今では糖質を多く含む食品を減らして血糖値（血液中の糖の濃度）を急激に上がらないようにする食べ方一般のことを言うようになりました。

糖質を摂って血糖値が上がるとインスリンというホルモンが出て、血液中の糖を細胞に取りこみます。一方、インスリンはあまった糖を体脂肪に変えてしまうので、インスリンが出るほど体脂肪が増えやすくなり太りやすくなります。つまり血糖値を急激に上げるのは糖質だけなので糖質を制限すれば体脂肪がつきにくくダイエットにも効果があるというのが糖質制限の理論です。

糖質制限ダイエットは医師の診察のもとで行うには問題ないと思います。ただ健康な人がお米を完全に断ってしまう「主食ゼロ生活」は短期的には体重の減少につながりますが代謝が下がりリバウンド率は110%！　糖質は肝細胞の修復に必要なたんぱく質のはたらきを助けるため、肝臓にとっても必要なエネルギー源。特定の栄養素だけを極端に抜くということは肝臓を疲弊させることになりカラダの不調につながります。

糖質制限は糖質を摂らない分、肉や魚、卵、乳製品などのたんぱく質の量が増えることになります。動物性たんぱく質にはメチオニンというアミノ酸が多く含まれていますが、この数値が上がると体のあちこちで炎症が起こることが知られています。結果的に糖質制限はこのメチオニンの数値を上げてしまうのです。とりわけ脳へのダメージが大きいとされ認知症のリスクも高まると言われています。

腸内でメチオニンはホモステインという物質に変わります。そして再び、もとのメチオニンに戻ります。この過程でエネルギーとしてビタミンを必要としますが、腸内細菌のエサになる糖質が不足してしまうと、必要なビタミンが腸内で生成されずに、不足する事態に陥ります。

つまり、メチオニンに戻れないホモステイン値が上がってしまうのです。

ホモステイン値の上昇により体内の至るところで起こる炎症こそがクセ者です。肝臓に負担をかけると、美肌はおろか老化を促進させる活性酸素が大量に発生してしまい悪循環に陥りかねません。糖質制限にかぎらず腸内を栄養不足にする食餌法は美肌はおろかホルモンバランスの不安定を招くのでオススメできません。

まずは「FODMAP」を知ることからはじめよう

「高FODMAP」と「低FODMAP」。自己流の腸活から抜け出して、最短ルートで腸内環境を改善できる方法

最新の腸活研究で脚光を浴びているのが、「FODMAP」です。「FODMAP」とは、「F」（Fermentable：発酵性の糖質）「O」（Oligosaccharides：オリゴ糖）、「D」（Disaccharides：二糖類）、「M」（Monosaccharides：単糖類）、「A」（and）、「P」（Polyols：糖アルコール）の略称で、腸内で発酵しやすい短鎖炭水化物のことです。これら短鎖炭水化物の食品を腸内環境の悪い人が摂取すると、思わぬ体調不良に見舞われることが明らかになっています。

高FODMAP食品とは、腸内環境が悪いときには摂るべきでない食品です。具体的には、穀物ではパンやラーメン、とうもろこしなどが該当します。野菜でも玉ねぎ

やごぼう、カリフラワーなどに加えて、納豆などの豆類やキノコ類も当てはまります。ほかにも牛乳を含む乳製品は高FODMAP食品となります。

一方、低FODMAP食品は、腸内環境を改善してくれるので、「腸活」にもオススメできる食品です。例えば、穀類ではお米や玄米、十割そばはオススメできる食品です。また野菜では、トマトやにんじん、ピーマンにほうれん草なども問題ありません。肉類では、牛肉に豚肉、鶏肉なども気にせず食べてもらって構いません。

「FODMAP」は小腸で吸収されにくいため、小腸内の糖質の濃度が上がります。すると糖濃度があがった状態を解消しようと小腸に大量の水分を必要とします。その過程で水分によりふくれ上がった小腸が腹痛や下痢を引き起こしたりします。また「FODMAP」は大腸に入って腸内細菌のエサになるとガスを発生させます。これがオナラや腹部膨満感、場合によっては便秘につながる場合もあります。

この「FODMAP」による体調不良は腸内フローラの状態によりかなり個人差があります。

例えば乳糖分解酵素ラクターゼが足りない人は、ラクトース（乳製品に含まれる二糖）をうまく分解できない。糖の集合体であるフルクタン（フルコースが結合したもの）やガラクトオリゴ糖（ガラクトースが結合したもの）は、消化に細菌酵素を必要とするので、後述するＳＩＢＯ（小腸内細菌増殖症）でないかぎり、通常は大腸で処理されます。ところが、「ＦＯＤＭＡＰ」のような発酵性の高い糖質は未消化のまま、または部分的に消化されただけで大腸に届くので、腸内フローラが乱れていると、いろいろな問題を引き起こします。

問題となる最大の理由は、「ＦＯＤＭＡＰ」が腸内細菌にとってファストフードのようなものだからです。

「ＦＯＤＭＡＰ」自体は有害な食品なわけではなく、肥満やＳＩＢＯの人はまず腸内フローラを改善するために、一定期間「低ＦＯＤＭＡＰ」をメインにすることをオススメします。

本書では、食物繊維や発酵食品といったものをふだんの食事に積極的に取り入れましょうと申し上げてきましたが「ＦＯＤＭＡＰ」に当てはめると、腸内環境が悪い時には、オリゴ糖を多く含んでいる玉ねぎはＮＧ食材になります。納豆も発酵食品ですから「FODMAP」的には推奨できません。

つまり腸内環境が悪い人は「低FODMAP」を、そして腸内環境が改善されれば、「美腸食の基本5原則」に従った生活習慣に切り換えれば「腸活」は間違いなく成功します。コンディションによって「FODMAP」と「美腸食の基本5原則」の2パターンの食生活でコントロールすれば腸内フローラが改善され、健康なカラダを手に入れることができるでしょう。

これまで自己流の腸活で、「おならがしょっちゅう出るようになった」「便秘になり膨満感がある」というような場合には是非「FODMAP」を意識した食生活を1ケ月ほど続けてみてください。

腸活のもうひとつの落とし穴……「SIBO」

「ガスが増えた」。腸活をしているのに不調な人はまず「SIBO」を疑って

「腸活をしたらおなかにガスが増えた」というご相談者の方が何人もいらっしゃいます。そうした時には「もしかしたらSIBOかもしれません」と注意を促すようにしています。

SIBOとは、小腸内で細菌が異常に繁殖する病気です。腸内細菌の大半は大腸に棲んでいますが、何らかの原因で、大腸内で腸内細菌が異常に増えて、大腸から小腸へ細菌が入り込んだり、小腸に入り込んだ細菌が外に出て行かなかったりすると、小腸内細菌増殖症（SIBO）になります。

SIBOになると小腸内に多量のガスが発生しますが、大腸と違って細長い形状の

小腸は伸び縮みできないので粘膜は多量のガスに対応できず傷ついてしまいます。

小腸の粘膜が傷つくとまず脂肪の吸収が悪くなります。そのため脂溶性ビタミンとよばれるビタミンA、D、Eの吸収も悪くなり、ビタミン不足による体調不良も起こってきます。腸内細菌の中にはビタミンを自分の栄養素として食べる菌もあるので、腸内細菌が増えすぎて、トータルとして栄養不足になっているのかもしれません。

SIBOは、小腸液1ミリリットルあたり10万個以上の細菌が見られる状態。小腸にいる菌の数は、好気性菌と嫌気性菌の数あわせても1000〜1万個程度なので、通常の10倍以上の菌がいます。

腸内で過剰に発酵することによる典型的な症状としては、過剰なガス、膨満感、食後のお腹の張り、軟便、便秘（腹痛を伴うこともある）が自覚症状として現われます。また肌の湿疹や炎症、不眠・慢性疲労症候群、貧血、2型糖尿病、むずむず脚症候群と関連していることもあります。現在、患者が急増している過敏性腸症候群は、SIBOでもある場合がほとんど。SIBOが完治すればこうした慢性症状も消え体調も落ち着くことが多いようです。

ＳＩＢＯになると腸のバリア機能が低下するので細菌由来の内毒素が血流に入り込み、さまざまな問題を起こします。

肥満の人にはＳＩＢＯと肝損傷の割合が多いことや、ＳＩＢＯが脂肪肝の原因になることもわかっています。ＢＭＩ（肥満度をあらわすボディマス指数）が高い人もＳＩＢＯであることが多く、肥満の人の41％はＳＩＢＯであることも判明しています。太っている人にガスや膨満感などの消化器症状が多いのは事実で、ＢＭＩと腹痛や下痢は関連するという報告もあるほどです。

ＳＩＢＯの原因はいくつか考えられますが、偏食がその理由のひとつとして考えられるほか、腸活のしすぎが原因で偏食となり菌が増えたケースもあるようです。腸活のしすぎでＳＩＢＯになるとは実に皮肉な話です。バランスよい食事こそがＳＩＢＯ対策として有効なようです。

「グルテンフリーダイエット」の大きな誤解

若年層に増えるグルテン不耐性と、小麦そのものの品種改良が大問題

プロテニス選手のノバク・ジョコビッチ選手が取り組んだことで知られる「グルテンフリー」も日本で定着しつつある食餌法のひとつと言えます。ジョコビッチ選手自身は、コンディションに好不調の波があるばかりか体を重く感じたほか、実際の体重もオーバー気味だったりするなど、さまざまな体調やメンタルの不調に悩まされていたそうです。そこで検査をしたところ、グルテン、ラクトース（乳糖）に不耐症があることが判明したのです。

グルテンとは、小麦や大麦、ライ麦に含まれるたんぱく質の一種で、「グルテンフリー」とは、これらの穀物からできた麵類、パン、菓子類、ビールなどを一切口にしな

いこと。糖質制限ダイエットと混同する人も多いようです。しかし、糖質制限ダイエットは、パンやパスタなどの主食はほとんど食べることができませんが、グルテンフリーでは米やイモ類、砂糖などは食べることができます。日本においては米や砂糖を摂ることができるので、愛好者が増えているようです。

グルテンを多く含む小麦、ライ麦、大麦などの穀物には、「FODMAP」の一種である「フルクタン」と呼ばれる特殊なオリゴ糖が大量に含まれています。これは腸内細菌にとってはごちそうなので積極的に食べたいところですが、このフルクタンを消化するには腸内細菌の消化分解力が必要なため、腸内フローラのバランスが乱れていたりSIBOの状態だと、フルクタンの過剰摂取で逆に腸内環境が悪化するおそれがあります。

本来、グルテンは消化されるとアミノ酸に分解されます。一部のグルテンは、アミノ酸まで分解されず、未消化タンパク質（グルテンペプチド）の状態でとどまってしまいます。これが問題を引き起こします。

腸にトラブルがなければ、グルテンペプチドは小腸を素通りして排出されますが、何らかの理由で、「腸もれ」（リーキーガット症候群のこと。126ページ参照）がある場合には、血液中にもグルテンペプチドがもれ出してしまうのです。

このグルテンペプチドに免疫細胞が過敏に反応して、胃痛や腹痛、便秘、下痢などの症状が出てくるのが「グルテン不耐症」です。ジョコビッチ選手のようなグルテン不耐症患者は、欧米では実に20人に1人の割合でいるそうで、世界的にかなりの広がりを見せています。

成人にかぎらず、乳児についても注意が必要です。腸が未熟な時期に離乳食や加工食品を与えたりすると、添加物などで腸の粘膜が傷つき、たんぱく質がアミノ酸に分解される前の状態のまま体内に吸収され、アレルギー反応を起こす場合もあります。乳幼児のアレルギーには、原因に腸のトラブルを考慮すべきでしょう。

ちなみに成人のグルテン不耐症はアレルゲン（この場合はグルテン）を摂取して6〜24時間たってから症状が現れる「遅延型アレルギー」というタイプです。場合によっては、数日たってから不調が現れることもあり、不調の原因がアレルギーであると気づきにくい点もなかなか発見の難しい病気と言えます。

グルテン不耐症でない人にはそもそも「グルテンフリー」は必ずしもオススメできません。グルテンを完全に排除せずとも、糖分が高い小麦製品や加工製品を控えてバランスのとれた食事を心がけることが大切です。

グルテンフリーを長く続けていると栄養素の不足が生じることもあり、腸内環境にとっては決してプラスになりません。またダイエット目的で取り組んでいる人については、長期的にみるとやはり栄養不足に陥るので、さほど体重が落ちないようです。

糖質制限ダイエットにせよグルテンフリーダイエットにせよ、実践するのであれば短期勝負にしてください。長期間に及ぶ偏ったダイエットは、腸にかぎらず内臓に大きな負担を与えるので、オススメできる食餌法ではありません。

さらに言えば日本では、戦後パン食が一般家庭に広がりましたがグルテン不耐症で不調になる人は多くありませんでした。ところが現在では若年層を中心に、グルテン不耐性の人が増えてきました。

その理由は小麦の質の変化です。日本の給食制度をきっかけに、日本人がパンを常食するようになっただけでなく、よりおいしいパンを求めた結果です。グルテンは日本人が好むパンのもちもちとした食感に欠かせません。そこで品種改良が進み、現在ではかつての小麦より約40倍のグルテンをもつ小麦が生産されるようになっています。つまり、小麦そのものが昔と違い、大きく変わったことが大きな原因です。しかもその多くは、遺伝子組み換えの問題がある輸入小麦であることも大きな原因と言えます。

「ビタミンB群」を効率よく摂れる「鮭」レシピ

貧血を予防する以外にも栄養価がバツグンの鮭は積極的に食べましょう

ビタミンは必須栄養素と呼ばれ、食べ物から必ず摂らなければならない栄養素のひとつ。ビタミンの中でも、ビタミンB2、ビタミンB6、ビタミンB12、葉酸、パントテン酸、ビオチン、ビタミンKは腸内細菌のはたらきによって体内でも合成されています。

中でもビタミンB群は、代謝にかかわっている大事なビタミン。例えば、糖質や脂質の代謝にはビタミンB2が欠かせません。タンパク質の代謝にはビタミンB6が必須。健康な赤血球を作るにはビタミンB12が必要…とこのように積極的に摂りたい食品です。

ビタミンB群はサバなどの青魚に豊富に含まれているほか、豚ヒレ肉や鶏ささみといった肉類にも多く含まれています。野菜ではバナナやパプリカ、さつまいも、玄米などにも比較的含まれています。それでもあえて私自身がふだんの食生活で頼りにしているのは、お財布にも優しく栄養価的にも抜群な鮭を積極的に食べるようにしています。

鮭の栄養価は高く、ビタミンBなどに加えて、EPA（エイコサペンタエン酸）やDHA（ドコサヘキサエン酸）も豊富で、便秘対策としても、食べてもらいたい食材です。食べ方に特に決まりはありません。グリルで焼いても、ムニエルにしても、フライにしても、レモンをかけた生サーモンでいただいても…和食洋食ともにアレンジできるので、腸活向きの食材といえるでしょう。

ちなみにビタミンB12が欠乏すると貧血になるには、ビタミンB12が豊富な食材をエサにする細菌がいるからです。この細菌が増えすぎると、腸からビタミンB12を吸収する前に、細菌がビタミンB12を食べてしまうので、宿主である人間の栄養素にならないのです。

正しい「水選び」が美腸活への第一歩

カラダの内側からキレイになるために まずは水を変えましょう

腸活は食事だけにかぎりません。正しい美腸づくりを実践して毎日自然なお通じを得れるようにするには、まず「水選び」が大切です。

「良質の水をしっかりと飲み、腸内細菌によいエサである食物繊維などの食べ物をしっかりいただく」

これがとても重要で便秘対策には必須です。

人体の60％を占める水分。水には生理活性能力があり、体内環境を整えるはたらきがあります。水道水のように殺菌剤の塩素が含まれている水を飲めば、腸内細菌の多様性を低下させるのは火を見るよりも明らかです。

水の体内での役割はとても重要です。

○ **有害な毒素や老廃物を排泄し、新陳代謝を活発にする**
○ **血流がよくなり、栄養素を全身に送る**
○ **動脈硬化を予防し、脳梗塞・心筋梗塞の発生を防ぐ**
○ **エネルギー代謝を高め、肥満の予防・ダイエット効果がある**
○ **ミネラル豊富な水は、体内でのミネラル不足を解消するための食欲を低下させる**
○ **体温や体内の浸透圧などを一定に保つはたらきがある**

体内の水分は、毎日少しずつ排泄などで入り替わり、約2週間をかけてすべて入れ替わります。毎日飲む水を良質な水に変えるだけでカラダの内側からキレイになります。このイメージをしっかりともつことができれば、あなたの水の摂り方が大きく変わるに違いありません。

「美腸水」をオススメする5つのワケ

自然界のミネラルを豊富に含んだナチュラルミネラルウォーターを選べ

腸を元気にする水をここでは「美腸水」と命名します。この絶対条件は、天然の生きた水であることです。その見わけ方はラベルの品名のところに「ナチュラルミネラルウォーター」と書いてあるものにかぎります。現在、販売されている「水」には以下のような分類があります。

ナチュラルミネラルウォーター　特定の水源から採取された、地中でミネラル分が溶解した地下水。ろ過・沈殿・加熱殺菌以外の処理をしていない

ナチュラルウォーター　特定の水源から採取された地下水。濾過・沈殿・加熱殺菌以

外の処理をしていない

ミネラルウォーター　ろ過・沈殿・加熱処理のほか、オゾン殺菌・紫外線殺菌・ミネラル分調整・ブレンドなど人工的な殺菌処理や浄水処理、または成分調整をした水

ボトルドウォーター　ボトリング工場地域の河川水や水道水などをＲＯ膜（逆浸透膜）で処理した水及び水道水。水道法により50項目の水質検査をクリアしている。塩素やトリハロメタン・水道管の老朽化問題が指摘されている

日本において「ナチュラルミネラルウォーター」と明記できる水は、抗菌を目的とした処理の仕方も厳しく規定されています。沈殿・ろ過・加熱殺菌以外の添加物成分を含有させた物理的・化学的な処理をおこなった水は、ナチュラルミネラルウォーターと明記できないので、判別しやすいのではないでしょうか。

１本数百円もするのに、よくよく成分を見たら、ボトルドウォーターと記載して販売している水もあります。美腸水かどうかの基準は値段ではなく成分表をみて判断してください。

加えて採水地の場所と天然のミネラルを含有しているか否かは、栄養成分表示で必ずチェックして!! 自然界のミネラルを豊富に含んだナチュラルミネラルウォーターこそが、腸の動きを活性化し、腸内フローラ改善に大きな役割を果たします。

POINT1 必ずラベルを見る習慣をつけよう

水に含まれる「ミネラル」量をチェックせよ

毎日飲む水は、ミネラル補給にも最適です。天然水に含まれるミネラルはイオン化されているので、飲んだ分だけ体にそのまま吸収されるため、とても効率的といえます。中でも便秘の方にオススメしたいのが、カルシウムとマグネシウムの補給です。

カルシウムには、腸の蠕動運動を活発にして、腸内にたまった脂肪を便とともに押し出すはたらきがあります。脂肪燃焼を促進するとともに、脂肪の吸収をおさえる作用もあり、カルシウムをしっかり摂ると体脂肪が減ることもわかってきました。

ただ、カルシウムばかり摂取していると、カルシウムが細胞内に蓄積してしまい、血管内壁に付着して動脈硬化を起こします。さらには脳卒中や心筋梗塞を引き起こしたり、高血圧の原因にもなります。また脳細胞に蓄積されれば認知症に、骨髄に入れば神経の変性を引き起こす可能性もあります。

せっかく摂取したカルシウムをしっかりと体内に取り入れるためには、マグネシウムの存在が必須です。その黄金比率は、「カルシウム：マグネシウム＝2：1」です。マグネシウムが不足すると心臓病のリスクが高まることもわかっていますから、黄金比を参考に自分にあった水探しをしてみてください。

ほかにも重要な希少栄養成分を含んだミネラルを紹介します。あなたが気になるミネラルがあれば、含有量を確認してはいかがでしょうか？

〇シリカ　体内にあるタンパク質の3割を占めるコラーゲンを結合させ、ハリと潤いのある美肌・美髪・美爪をつくる。骨を丈夫にし血管の弾力性を保ち、新陳代謝を活

性化させる

○サルフェート　温泉に含まれる成分のひとつ。体にたまった有害毒素を排泄させる効果があり、デトックス（毒出し）効果の高いミネラル。有害物質を排出しないと腸内フローラの多様性が低下し、免疫力低下につながるため必須。カルシウムとサルフェートで血流をよくしてむくみを改善します

○バナジウム　インスリンに似た効果があり糖尿病改善に効果がある

○水素　活性酸素を除去する抗酸化作用が高い。脳の健康を高める

ちなみに腎臓機能の低下による、むくみのある人は、ミネラル分の豊富な水を継続して飲んではいけません。

POINT2　ミネラルの含有量も必ずチェックする

水の硬度の違いは知っておくべし

水の硬度は、カルシウムとマグネシウムのミネラル量で決まります。

日本では硬度が100ミリグラム/リットル以下のものを軟水
101~300ミリグラム/リットル未満のものを中硬水
300ミリグラム/リットル以上のものを硬水

と呼んでいます。海外のミネラルウォーターがミネラルを多く含んだ硬水が多いのに対し、日本で採水されるミネラルウォーターの多くは軟水です。

これは、大地の形状が大きく影響しています。地中に染みこんだ雨や雪が長い時間をかけて地層中で汚れやごみをろ過し地層に含まれている天然のミネラルを含んでわき出しています。日本は国土が狭く急峻な地形なため地層に浸透する時間が短く、ヨーロッパや北米などの大陸では地形が緩やかなため地層内を通過する時間が長いことが、軟水と硬水の違いとなっています。

ただ、カルシウムなどミネラル含有量が多い硬水は、日本人の腸内細菌と相性が合わないこともあり、利尿作用が強すぎたり便通異常を起こすこともあります。軟水では、腸内細菌たちがよろこぶほどのミネラルが含まれていないので、私は両方のいいとこどりができる中硬水を美腸づくりのために毎日飲んでいます。

私が飲んでいる「美腸水ゴティエ」は、シリカ成分が97ミリグラム／リットル。天然の水素といわれる炭酸水素イオンの含有量が170ミリグラム／リットルと非常に多く含まれます。カルシウム31ミリグラム／リットル。マグネシウム14ミリグラム／リットルのカルシウムとマグネシウムの含有量の比率が「2：1」とまさに黄金比率で含有されています。

採水地である宮崎県小林市の霧島連山の地形は、標高2000メートル以上の山が20ほど密集し、この地域は雷の発生・雨量が大変く、長い年月をかけて火山層にろ過され、たくさんの希少ミネラルをバランスよく含んだ天然水です。シリカ（ケイ素）のおかげで、年齢の割には白髪も少なく肌トラブルにも無縁で大変助かっています。

POINT3 硬度は、「中硬水」がオススメ!

塩素含有量世界一の日本の水道水は、飲むべきではない

水道水は塩素などの薬品で消毒しているので、人体にとって安全で良質な水ではありません。しかも、日本の水道水の塩素含有量は、世界一です。消毒の過程で、発ガン性物質であるトリハロメタンが生成されています。

トリハロメタンは、沸騰させると揮発しますが、沸騰させることで増量する有害物質もあるので昔からの認識で「お白湯は安心」というのは間違いです。沸騰直後の水道水がもっとも濃度が高く危険なので、トリハロメタンを除去するには時間をかける必要があります。「10分以上沸騰させたお白湯」を飲むことをオススメします。

POINT4 水道水は飲まない! お白湯も基本的にNG!

ミネラルを除去した何も入っていない水、「純水」に注意せよ

水道水は有害物質が入っていて危険だし、かといって水選びは健康には大事だから……という理由から、スーパーなどで設置されている専用容器を購入し水を持ち帰る人が増えました。結論からいえば、この「純水」は、決して腸内環境を改善しません。腸活の視点からはオススメできない水です。

なぜかというと、ここで使われているのは「純水」だからです。不純物が一切入っていない純水は、半導体や空調設備など精密な機械を洗浄する水と一緒です。業務用で使う純水を、日常的に生のまま多飲してしまうと、体内にある大事なミネラルを溶かして排出してしまうので、腸内細菌にとってはマイナスにしかなりません。腸活中の人は、絶対に避けるべきでしょう。

POINT5 スーパーで売られている「純水」には注意

美腸水選びの「5つのポイント」

POINT1 | 必ずラベルを見よう

POINT2 | ミネラルの含有量も必ずチェックすること

POINT3 | 硬度は「中硬水」がオススメ!

POINT4 | 水道水は飲まない! お白湯も基本的にNG!

POINT5 | スーパーで売られている「純水」には注意

温水洗浄便座への愛着とはお別れしましょう

不妊や大腸がんの増加の因果関係がまさかのアノ習慣とは

習慣的に温水洗浄便座を使用している女性とそうでない女性では、膣内の重要な菌であるデーデルライン桿菌が著しく消失し、腸内細菌などによる汚染が目立ち、細菌性膣症にかかりやすくなっていたというデータがあります。（国立国際医療センター戸山病院産婦人科荻野満春遠征と飯野病院の飯野孝一院長との共同調査）

デーデルライン桿菌とは、膣内にいる重要な乳酸菌。膣内を酸性に整え雑菌の侵入を防いでいます。それがビデによって消失し、洗い流されて、膣炎になっている女性が増えています。流水で数秒洗ったぐらいでは菌は落ちませんが、温水洗浄便座のように強い圧をかけて洗うと流されてしまいます。しかも洗浄するのは塩素が入った水道水。膣炎の炎症が精子の行く手を阻むため、不妊症を招く一因にもなっています。

膣内から本来いるはずのない腸内細菌が検出された女性も数多くいました。その92%が温水洗浄便座の使用者といわれています。

1980年に発売された温水洗浄便座は今ではどこの家庭にも設置され、2019年時点では累計で5000万台を超えるほど普及しています。汚れをキレイに流せてスッキリする感覚があるかと思いますが、温水洗浄便座の販売台数の増加と、がん罹患数第1位の大腸がんの罹患者数の増加とは、因果関係があると考えられます。

私がセミナーでも「腸活」の一環として、温水洗浄便座の話をすると、一様に驚いた表情になります。特に男性は大便をする時に、水の勢いを最強にまで上げる人が多いという話を聞きました。中には何分も最強の水勢で洗う人もいるとか。そうなると、腸内に多量の水道水が入り込むことになりかねません。そのような状態では、当然のことながら腸内環境は著しく悪化します。

肛門付近の汚れを取るという意味では、数秒使えば十分なはず。最強の水の勢いで使いすぎるのはくれぐれもやめた方がいいでしょう。

正しい美腸づくりに絶対不可欠な「油選び」

油への意識を変えよう！　ふだん使う油選びから美腸がはじまる

食べ物や水と並んで大事なのが、「油」選びです。便秘解消にとっても、リノール酸、αリノレン酸、オレイン酸といった不飽和脂肪酸には「滑腸作用」があり正常な便の排泄を促してくれます。

それだけではありません。人間の脳は、活性酸素の害を受けやすい臓器。脳の約80%は水分ですが、水分を除いた組織の約65%は脂質（油）でできています。脂質は酸化しやすい性質なので、脳の健康を保ち認知症を予防する意味でも毎日良質な油（脂質）をバランスよく摂ることが重要です。

また、細胞膜と神経系を健康に保つためにも脂質は欠かせません。細胞膜は脂質に含まれるリン脂質や、コレステロール（コレステロールは各種ホルモンの原料にもなる）を材料にしますが、必須脂肪酸のバランスも重要です。なぜならそれが全身の約37兆個ある細胞膜の質を決定づけるからにほかならないからです。

つまり油によって私たちの体は、大きな影響を受けることになります。

体内の活性酸素が増えると、細胞膜が酸化し、過酸化脂質に変化します。それは細胞が劣化した証拠。いわゆるシミやシワの原因となります。

脂質には、炎症を誘発するタイプと炎症を抑えるタイプがあります。炎症誘発性の脂質をまったく食べないようにすることは現実には不可能なので、大切なのは炎症誘発性の脂質と抗炎症性の脂質をバランスよく摂ることです。

炎症誘発性脂質は、現代人の食生活に深く浸透しています。硬化油（液体の原料油に水素を添加して固体化したもの。通称「プラスチックオイル」）、大豆油、綿実油、コーン油、それらを混ぜ合わせた「植物」油などがたっぷり使われている加工食品から大量に摂取しています。これらの劣悪な脂質は、腸内フローラの多様性をそこない、全身炎症を起こして、肥満や生活習慣病を招きます。

脂肪酸は動物性油脂の「飽和脂肪酸」と植物性油脂の「不飽和脂肪酸」の2つにわ

けられます。

不飽和脂肪酸はオメガ3（αリノレン酸）・オメガ6（リノール酸）・オメガ9（オレイン酸）の3種類があります。オメガ3とオメガ6は人体では合成できませんが、欠かせない栄養素なので必須脂肪酸と呼ばれています。

具体的に日常の腸活でも使える油といえば、オリーブオイルがあげられますが、和食などふだんの生活に使うには、若干クセがあるかもしれません。そこで私がよくオススメしているのは、米油です。それほど高価でもなく、スーパーなどでどこでも手に入れることができます。油の種類によっては、においや味で自己主張の強いタイプの油もありますが、米油にはまったくクセがありません。炒め物でもオールマイティに使える優れものといっていいと思います。最近では「えごま油」や「アマニ油」もブームになっていますが、オメガ3については青魚からも摂取することができます。

オメガ6については、難しく考えずに、サラダ油を使っていいと思います。安価で手に入りやすいですし、使い勝手がいいのも家庭を預かる立場としてはうれしいかぎり。ただ、サラダ油の使いまわしはやめていただきたいところ。揚げ物で使ったサラダ油を油こしで、カスを取り除いて、何度も使うというのは、酸化した油を体内に取り込むことになるので、一度で使い切るのが鉄則です。最近では、から揚げやトンカツなどの家庭料理では、フライパンに薄く油を敷くぐらいの「揚げ焼き」でもおいしく仕上がります。

美腸づくりのための油の摂取方法としては、正しい油を選んで、いろいろな種類の油をバランスよく摂取するということの2つのポイントをおさえておけば十分です。

積極的に摂りたい不飽和脂肪酸

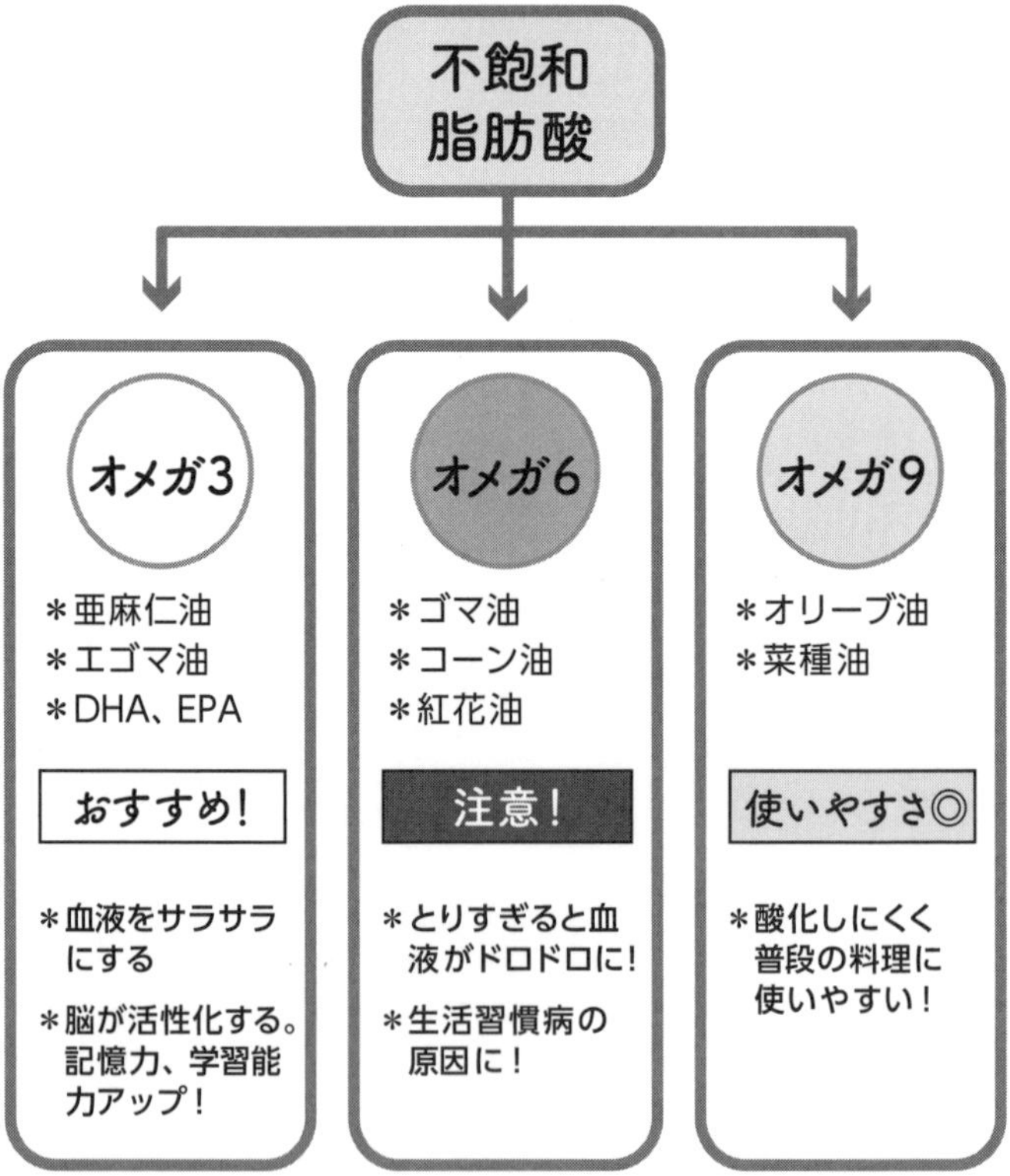
不飽和
脂肪酸
オメガ3
＊亜麻仁油
＊エゴマ油
＊DHA、EPA
おすすめ！
＊血液をサラサラにする
＊脳が活性化する。記憶力、学習能力アップ！
オメガ6
＊ゴマ油
＊コーン油
＊紅花油
注意！
＊とりすぎると血液がドロドロに！
＊生活習慣病の原因に！
オメガ9
＊オリーブ油
＊菜種油
使いやすさ◎
＊酸化しにくく普段の料理に使いやすい！

欧米・韓国でもすでに危険視されている「トランス脂肪酸」！

別名・プラスチックオイルがあらゆるところで使われている危険な日本

トランス脂肪酸とは脂に水素添加して人工的につくり出された脂肪酸。

欧米では「プラスチックオイル」と呼ばれているおそろしい物質です。

マーガリン、ショートニング、フライドポテト、クッキー、ドーナツ、パイ、ケーキ、シュークリーム、アイスクリーム、菓子パン、インスタント麵、スナック菓子など、人工的に安く大量生産できる「ファストフード」食品にはトランス脂肪酸が含まれている可能性がかなり高いとみた方がいいでしょう。

ポテトやチキンをからっと揚げたり、ドーナツをサクサクとした食感に仕上げるため、植物性ショートニングを高温で溶かし、揚げ油として使用して食感を高めています。

いまだにトランス脂肪酸の規制がない日本では、大半のファストフードチェーンで公然とトランス脂肪酸が使われているのが実態です。

トランス脂肪酸で揚げたフライは表面にプラスチックをコーティングしたようなもの。英国オックスフォード大学の調査では脳への影響が甚大であると警鐘を鳴らしています。トランス脂肪酸は脳の活動に必要な酵素を破壊し、注意欠陥障害（ＡＤＤ）や注意欠陥多動性障害（ＡＤＨＤ）などを引き起こす原因であると報告しています。日本では表示義務がないので、自己防衛するしかないのが現状です。

子どもたちはファストフードの味が大好きです。しかし慣れ親しんでしまうと、依存性にもつながるおそろしい食品です。是非、食べる回数を制限するなど親たちがきちんと管理すべき食品ではないでしょうか。

腸内フローラを形成するために「トランス脂肪酸ゼロ」を目指すのが本当に賢い親の務めといえるでしょう。

Lesson3

不腸負債を克服するには

食品添加物を減らして「不腸負債」を減らそう！

腸内細菌はあなたの可愛いペット。嫌がるものは与えないで

本書では、「腸活」以前に現在の腸内環境を知ることが大切だとお話しました。中でも腸内フローラの多様性をそこなう原因として意外と見落とされがちなのが食品添加物です。

実は私たちが口にしている食品で、野菜や天然の魚以外で食品添加物の入っていないものはほとんどありません。現代人が1日に摂る食品添加物は平均で50種類ほど。年間では約4キロにものぼるといいます。これは牛乳パックに換算すれば4本分。実に大量の食品添加物を口にしていることがわかると思います。先の103ページで危険性を指摘した「トランス脂肪酸」も食品添加物の1種です。

これを自分のふだんの生活に置き換えれば気づくはずです。日によってはファスト

フードを食べるようなことがあるでしょう。「今日はいつもより添加物を多く食べたな」と思うような時は、ふだんの倍ぐらいの量の食品添加物を摂っていると考えた方がいいでしょう。それほど、食品添加物は私たちの生活の中に入り込んでいるのです。

自分の日々の生活を振り返り、コンビニの弁当やレトルト食品中心の生活をしている人は食品添加物の摂取が多く、野菜中心の食卓を囲んでいる人や加工食品はほとんど買わずに自炊しているというような人は、食品添加物の摂取は平均より少なめであると大雑把に把握することも可能です。

腸活をきっかけに、買い物や外食する際に意識的に食材を選ぶようになれば、かなりの食品添加物を減らすことができます。今の私たちの生活のままでは年間平均4キロの食品添加物を口にしてしまうのですから…。

きちんと意識して「食材を選ぶ」ことを心がけるだけで食品添加物を年間2キロぐらいに半減することはそれほど難しいことではありません。そうなれば、「不腸負債」もかなり改善できます。つまり腸内環境の数値が、プラスマイナス10の枠内で評価するとして現状「マイナス5」だったとしたら「マイナス1」ぐらいまでに上げることができれば、「腸活」はより成果が出やすくなります。

腸活にプラスとなるものを取り入れることも大切ですが、腸内フローラを減少させる「マイナス要素」を減らすことこそ腸活において見落としやすい視点です。この「マイナス要素」の主要な要因が食品添加物といえるでしょう。

家庭のお財布事情や便利さばかりを優先すればおのずと食品添加物の摂取量は平均値に近づいていきます。

あなたの腸内細菌を自分の飼っているペットと同様に愛しんであげるだけで、腸内環境は大きく改善するはずです。

無意識に口に入っている「危ない食品添加物」

腸内細菌の数はここ数十年で3分の1にまで激減している

日常生活で「食品添加物」と言われてもピンとこない人も少なくないでしょう。では危ない食品とは何でしょう。興味深いデータがあります。元商社で食品添加物のトップセールスマンである安部司さんの著書によれば、食品添加物が一番多く含まれているのは辛子明太子だそうです。２位は漬物、３位には練りもの・ハムソーセージが続きます。いずれにしても1位が辛子明太子とは意外な結果だと思います。しかも「私は明太子は食べていません」という方にかぎって、「最近、明太子スパゲティは食べましたか?」と聞くとギクッとする方も少なくないようです。お菓子やパンにも使われている辛子明太子は子どもにも人気の食品だけに注意して与えてほしいものです。

わかりやすい例としては、ハムやベーコンなどの加工食品も腸内環境の多様性をそこなう食品としてあげられます。

福岡伸一教授の実験によれば、細菌のコロニー（集団）を培養液につけ、そこに食品添加物の一種である0・3％のソルビン酸を加えると、コロニーが完全に消滅。ソルビン酸は、ハムやソーセージ、パンやケーキなどほとんどの加工食品に含まれている添加物ですが、こうした食品を食べ続けることで腸内細菌も死滅していったという衝撃的な結果も紹介されています。

「ハムやベーコンは腸内環境にはよくないから食べないよ」という人でも「発酵食品」である漬物を食べている人は多いでしょう。ふだんの食生活では漬物は買わなくてもラーメン屋さんや定食屋さんに無料で置いてあるたくあんや高菜や紅しょうがなどを、「タダほど安いものはない」とばかりに結構食べていませんか。中には「発酵食だから腸活になる」と積極的に食べる人もいるようですがこれも「腸活」の落とし穴です。そもそもこれらの食品は発酵していません。

漬物でも自家製の糠漬けであれば乳酸菌がたくさん入った発酵食なので、問題ありません。私も糠漬けを作っていますが、漬ける時間に応じて胡瓜の色や形が変わってくる姿を見ると私の腸内細菌がすごくよろこびます。一方、スーパーに並んでいるような色鮮やかな漬物ってどうなんでしょうか。何日間置いても、色も形もまったく変わらないことに違和感を覚えてください。この色鮮やかな食品の添加物に目を向けることが、腸活にとっては不可欠でしょう。

ほかにも体にいい食品の筆頭格にあげられる納豆も同様です。納豆そのものは発酵食品として腸活にもオススメの食品ですが、気をつけたいのが付属している「納豆のたれ」です。これにもワナがあります。納豆のたれにもたくさんの食品添加物が含まれているのです。せっかくの腸活食品である納豆を毎日食べていてもかえって腸内細菌を減らすことになりかねないのです。こういう場合、納豆を食べるのであれば付属のたれやからしは処分して醤油をかけましょうとアドバイスしています。

こうした耳の痛い話は商業主義が蔓延している今の社会では、なかなか目にすることはありませんが食品加工の現場では食品添加物のおそろしさについての会話は日常的に聞かれます。

旧知の食品会社の社長さんは「ウチ（の工場）でつくったものは絶対に食べない」

と言いますしはたらいているパートの従業員も「訳のわからない粉を大量に入れている食べ物は気持ち悪くて食べたくない」と話します。この怪しい粉の正体こそ食品添加物です。

食品添加物は、日本では食品衛生法に基づいて規定されています。安全性という点では、国のお墨付きがついています。しかし腸内フローラの多様化という視点で見ると、やはり減らすべきは食品添加物であるというのは間違いないでしょう。現在の日本人の腸内細菌は、戦前の日本人の腸内細菌数より3分の1にまで減っているという指摘もあります。

まずは「食品添加物ワースト3」を覚えましょう

腸内環境を改善するための大きな味方は調味料です

食品添加物については、専門家でもないかぎりすべての添加物については覚える必要はないと思います。しかし、危険性の高い添加物についてはある程度、食品の裏面に記載されている「栄養成分表示」をチェックすべきではないかと考えます。どんな食品でも一度、パッケージの表面だけを見るだけでなく裏面もひっくり返して見て欲しいというのが一番お伝えしたい部分です。

中でも「買ってはいけない添加物のワースト3」をあげてみましょう。

1位　果糖ぶどう糖液糖

2位　たん白加水分解物

3位　調味料（アミノ酸等）

こういうものが体内に入ってくると腸内細菌を殺したり、腸の大事な機能である「解毒」ができなくなったりします。

あくまで、こうした表示のある商品を買ってはいけないという本ではありません。むしろ賢い消費者として、腸活にいいものとそうでないものを使いわけてもらって食品添加物の総量を減らせるものは減らしましょうというのが私の提言です。

セミナーで食品添加物の話をすると「値段の高い商品なら買っても間違いないでしょうか?」とも聞かれます。私自身にも経験があります。近所のスーパーで見慣れないお酢を見つけました。どうやら地方の小さな会社が製造しているような商品でした。値段は800円ぐらいで破格の高さです。最近では地方ならではのこだわりの商品も増えていますから、つい気になって買ってみようかとカートに入れる前に、いつもの習慣で裏の栄養成分表示を見たんです。すると買ってはいけないワースト添加物1位の果糖ぶどう糖液糖が入っていたんです。お酢なのに、発酵していない商品でした。

「これは調味料売り場に置いたらダメ。ドリンク売り場に置くべき!」と思いました。つまりジュースに入っているのと同じ食品添加物が入っていたんです。

これも意外な落とし穴ですが、調味料の中身についても是非、気をつけてほしいのです。

セミナーでも63ページで紹介した温酢キャベツをおなかレシピとしてオススメしているので今までお酢を飲まなかった人が、腸活でお酢を使う機会が増えたと聞きます。よく耳にするケースでは「私は腸活してお酢を摂っているから大丈夫」という方がいます。詳しく聞いてみると、使っていたのは大手メーカーが製造しているお酢。ところが食品添加物である果糖ぶどう糖液糖がたっぷり入っている「発酵していない」お酢を常飲していました。「これは、お酢ではなくシロップですよ」とお伝えしたところ「酸っぱいからお酢かと思っていました」とおっしゃるので改めて酸味料についても説明したぐらいです。

私だけは気をつけているので添加物とは無縁と思っていたら大間違い。こうした味覚の錯覚みたいなものも調味料では気をつけないといけないでしょう。

調味料の値段による違いはひとつの目安にはなります。必ず裏側の栄養成分表示をチェックして、なぜ値段が高いのか安いのかを確認してください。１９８円と４９８円の商品があれば高い理由が必ずあるはずです。３００円の違いは大きいという人もいますが、健康のことを考えたら目先の小銭より将来の高額な医療費を払う方がよっぽど高くつくようにも思います。

私はいつも「調味料を味方につけよう！」と言っています。調味料に入っている添加物を減らすだけでも腸内環境の改善に大きな役割を果たすからです。

こんなに違う「栄養成分表示」

酢

原材料は米だけの純米酢		アルコールを使用した穀物酢
名称：米酢 原材料名：米 ［食品添加物］なし	×	名称：穀物酢 原材料名：穀類（小麦、米、コーン）、アルコール、酒かす ［食品添加物］なし

みそ

安くて安心無添加みそ		化学調味料入りのだし入りみそ
名称：調合みそ 原材料名：大豆、米、食塩 ［食品添加物］なし	×	名称：みそ加工品 原材料名：米みそ、発酵調味料、食塩、豆みそ、かつお節粉末、かつおエキス、たん白加水分解物、昆布エキス ［食品添加物］酒粕、調味料（アミノ酸等）

みりん

米焼酎を使用した本格純米みりん		香りとうまみは添加物のみりん風調味料
名称：みりん 原材料名：もち米、米こうじ、米焼酎 ［食品添加物］なし	×	名称：みりん風調味料 原材料名：糖類（水飴、ブドウ糖加糖液糖、砂糖）、発酵調味料、醸造酢、食塩、酵母エキス ［食品添加物］香料、調味料（アミノ酸等）

（『「安心な食品」の見分け方』安部司 著、祥伝社より）

添加物が引き起こす「快楽」と「依存」

添加物依存症から抜け出すために意識するのは腸がよろこぶ食事

人や動物は欲求が満たされる、あるいは欲求が満たされることがわかっている場合、脳の「報酬系」という部分が活性化して「快」の感覚を得ます。欲求には、食欲などの生物学的欲求のほかに、愛されること、褒められることといった高次の承認欲求まであります。一般的には「マズローの欲求説」という5段階のステップで示されることが多いようです。

では、おいしいという味覚について考えてみましょう。おいしい食べ物を口にすると脳内の特定の部位が興奮し脳内伝達物質のβエンドルフィンやドーパミン、セロトニンが増えて快楽中枢が刺激されて幸福感を得ます。その幸福感をさらに求めておいしい食べ物を求める…これが、脳が自分の報酬系を活性化させるという仕組みです。
しかし報酬系を過剰に活性化させると、薬物依存、アルコール依存と同様の症状を引き起こすことがわかっています。いわゆる「アディクション（嗜癖）」です。ここにも食品添加物の影が潜んでいます。

食品添加物には、腸内細菌の多様性を低下させる「ディスバイオシス」を引き起こすリスクがあることは当然ですが、もうひとつのおそろしい理由として、原材料表示に「調味料（アミノ酸等）」と表示されている化学調味料の中には、何10種類もの添加物が使われていて、腸を通じて強烈な「快」の幸福感が脳に直行するものもあるのです。こうした添加物を一時的に断つだけで猛烈な飢餓感に襲われるのは食品添加物による依存性の兆候です。

添加物依存症になっている脳を更生させる方法としては、添加物を使わない腸がよろこぶ食事を続けることが肝心です。まず、舌が変わってきます。そして脳がリセットされて食品添加物が多く含まれる食べ物を食べると「おいしくない。こんなの食べたくない」と腸の嫌がる声が聞こえてくるようになります。

腸がよろこぶものを食べていると、暴走していた脳の指令がリセットされます。やがて、「舌」が変わり、だんだんと添加物まみれの食べ物がおいしくなくなり、食べたいと思わなくなるので、長期的に美腸が続きココロとカラダの健康の安定が続く……。

これこそが、腸活のゴールともいえる状態といえるでしょう。美腸を目指すなら是非、この添加物を減らす生活にシフトすることが肝心ではないでしょうか。

「無菌社会」がアトピーの子どもをつくっている

なんでも殺菌、すぐ除菌。それ、アレルギーの原因ですよ！

腸内には約１００兆個の腸内細菌がいます。この腸内細菌を減らすのは食品添加物だけにかぎりません。除菌スプレーや抗菌剤、香害をもたらす洗剤などで化学物質をばらまかれたものは呼吸を通じて我々の体内に吸い込んでいます。こうした生活環境の中で身の回りの特定の菌だけ排除して、腸内細菌だけ守れるわけがありません。いわゆるバイ菌だけを排除するのではなく、腸内フローラにもダメージを与えています。

何度もお話しますが、「腸活」のキーワードは「多種多様な菌の存在」にほかなりません。さまざまな菌が必要であるという認識がもっと認知されれば、菌を増やしましょう、そして育成しましょうという潮流も自然に受け入れられると思います。

一方、「殺菌」というのは、腸活から逆行した流れです。

先日もセミナーで小さなお子さまをもつママから質問が出ました。

「殺菌をしてはいけないというのはわかりました。では手についたバイ菌とかはどうしたらいいですか？」

そこでお答えしたのは、

「(おなかを指して)腸にはバイ菌というのはありません。腸にきけばわかります。バイ菌かどうか決めるのは、私たちではなくて、腸ですから」

と言ったところ、笑顔で納得されていました。

いわゆる病原菌の類は、戦前から戦後に広がった感染症などの公衆衛生の概念が一人歩きしているだけにすぎません。私たちの脳でなく、腸こそが腸内環境に適した菌かそうでないかは判断できています。

セミナーでもこんな話をする方がいました。60代の女性でした。以前から肌がアトピー気味でかなり悩まれていました。幼少期を振り返ると、お母さまが非常に潔癖症だったこと。そして、食生活がかなり悪い環境だったそうです。そこで「腸活×菌活」の重要性をしっかりお伝えしたところ、早速ご自宅に帰られて糠床を作って漬物をつくりはじめたら、ちょうど20日で肌がすべすべになるというのを実感したそうです。「菌活というのはこういうことなんですね」と大変驚かれていました。

おそらくこの方は、腸内環境がそれほど悪くなかったと思われます。それこそ20日で劇的な改善の自覚症状があるのは、アトピーという症状があったとはいえ、食生活などをある程度、気にかけていたからではないでしょうか。そうすると、「腸活×菌活」は驚くほど早く効果を実感させてくれます。

すぐにクスリに頼る癖も腸活の敵

「念のために飲んでおこう」の習慣こそ腸活がうまくいかない原因

腸内フローラの多様性をそこなう要因として、食品添加物や除菌スプレーなどの危険性について述べてきましたが腸内細菌を激減させている最大の理由は、抗生物質やホルモン剤といったクスリの長期投与があげられます。

クスリの強さには製品によってバラツキがあります。治療薬として常用されている方もいらっしゃるので、一概には言いづらい部分もありますが、抗生物質が腸内フローラを破壊しているのは事実です。薬を服用しながら少々の腸活をやった程度では、腸内環境は劇的に改善しません。これこそ「不腸負債」の最たるものです。乳がんなどの手術後にホルモン剤などを長期にわたって服用すると、なかなか腸活効果は現れにくいようです。

いろいろ試してみたのに腸活の成果が出ない場合、日常的に薬を飲んでいないか、今一度考えてみてください。意外と春先には花粉症対策で、薬を飲んでいることもありますし、頭痛や生理痛で、薬が手放せない方も多いはず。忙しさにかまけてすぐ市販薬に頼る方も要注意です。

あらゆる病気リスクの元凶「腸もれ」を知っていますか？

あなたが抱えている体調不良は腸に穴があいているのが原因かも

最近の腸に関する研究成果により、「腸もれ」がさまざまな病気の原因であると指摘されるようになりました。「腸もれ」とは、リーキーガット症候群（腸管壁浸漏症候群）のこと。小腸の粘膜にある上皮細胞のすき間を結合している（タイトジャンクション）に分子レベルの小さな隙間が発生することで、本来血管内に取り込まれることはない異物（毒素・腐敗物・病原菌・ウイルス・生きた腸内細菌・未消化のたんぱく質など）が血液内にもれ出てしまう現象です。

有害物質が全身を巡ることで、腸の病気（過敏性腸症候群ＩＢＳ、炎症性腸疾患、大腸がんなど）やアレルギー症状、不妊やうつなどあらゆる体の不調やメンタル不調を引き起こし、苦しんでいる患者が激増しているのです。

これまでは、胃や大腸については内視鏡技術の発達もあり、その研究も進んでいましたが、小腸については、実際の臨床研究が進まず、その実際がわからないままでいました。そもそも小腸の病気の患者数自体が少なく、小腸がんの発生者数もそれほど多くありません。研究者の間では「ブラックボックスの臓器」と言われていたほどだったのです。しかしここにきて、小腸にはさまざまな重要な役割があることが明らかになってきたばかりか、小腸の不調が万病の元になっているのではないかということがわかってきました。

ではなぜ小腸に穴が開くのでしょうか？　その要因は大きく2つ考えられます。

①　**腸内細菌の数の減少**　腸内細菌の数が多いほど腸の保護粘膜は厚くなるが数が減ると保護粘膜は薄くなり、細胞と細胞の連結がゆるんでくるのが原因

②　**腐敗ガスの発生**　腐敗菌が腸内でガスを発生させる。このガスが腸粘膜の細胞を傷つけることが原因。また、カンジダ菌（酵母菌）の異常増殖が長引くと、腸粘膜は

どんどん荒れていき、腸粘膜の細胞と細胞のゆるみも広がっていき腸もれを引き起こす

いわば腸内細菌の数の減少と、腐敗菌がガスを発生させ腸粘膜の細胞を傷つけることで腸の免疫力が低下させることが大きな原因とされています。人体の70％の免疫を生み出している腸の機能が低下すれば影響は甚大です。

また腸内細菌の減少については、日本人の野菜の摂取量の減少との相関関係が疑われています。日本人の野菜摂取量は１９８５年には１人あたり年間１１０・８キログラムだったものが１９９５年には１０８キログラムにまで減少し、１９９９年には１０２キログラムと、戦前との比較では約3分の1にまで減少しています。比例して糞便量も減少しています。食物繊維の摂取量が少なくなったことにより腸内細菌のエサが少なくなり、腸粘膜を守る腸内細菌が激減しているようなのです。

２０１４年に、順天堂大学とヤクルト中央研究所の共同研究グループによる研究によれば、健康な50人のうち、２人の血液の中から「生きた腸内細菌」が発見されたと

言います。糖尿病患者では14人にのぼったといいますから、実に3・5倍にあたります。

腸内細菌が血管内に入り込めば、体のあちこちで慢性炎症を引き起こします。小腸の穴から血管に入った異物は本来入ってはいけないので、人間の体に備わっている免疫システムが排除しようとします。このとき異物と免疫細胞の闘いの中で起こるのが「炎症」です。慢性化すれば、糖尿病やがん、動脈硬化につながります。

「腸活」による変化は24時間で現れます。腸内フローラの乱れを改善すれば、全身性の炎症も改善され肥満や生活習慣病、メンタルの不安症状までもが解消されるのです。

腸もれ(リーキーガット症候群)

小腸の粘膜に穴があいて、そこから毒素や腐敗物、
病原菌・ウィルス・微生物、生きた腸内細菌、未消化の食べ物が
血液中にもれ出てしまう現象。

正常な腸

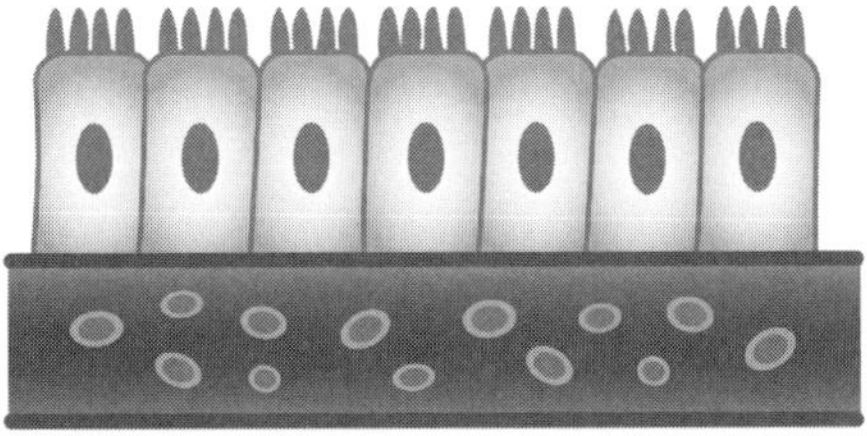

腸もれ

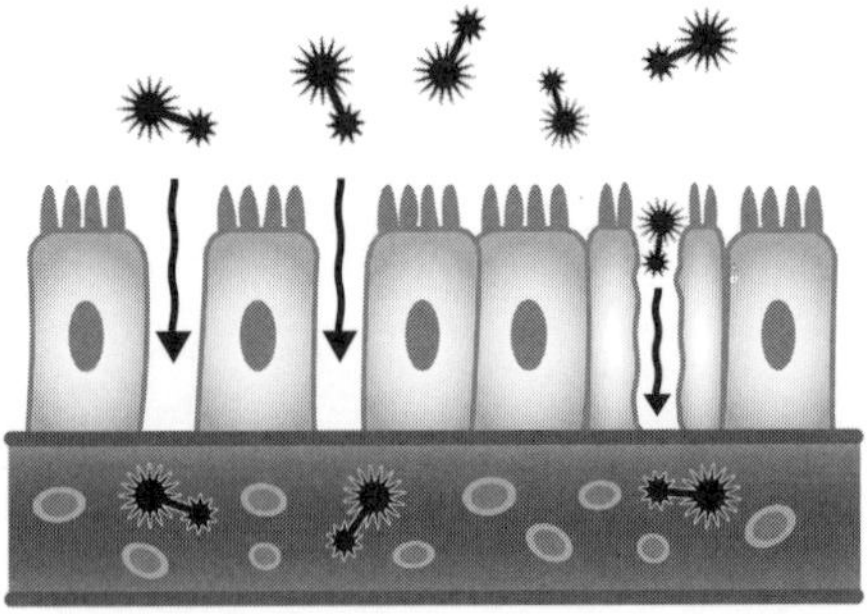

その結果引き起こされるのが「炎症」。この炎症が、体各所の臓器の組織を傷つけてさまざまな不調や病気を引き起こします。例えば、血管内で炎症を引き起こした結果、アトピーやアレルギー症状、糖尿病や動脈硬化に、脳で炎症を引き起こした結果、認知症やうつ病、自閉症やADHDになります。

「短鎖脂肪酸」は腸活の救世主

まだ間に合う！　腸の万能薬「短鎖脂肪酸」を増やそう！

現代人の生活は、前項で述べた腸もれの危機に常にさらされているといっても過言ではないでしょう。そこで腸もれの穴を防いでくれる成分として最も注目されているのが「短鎖脂肪酸」です。

短鎖脂肪酸は、酢酸、酪酸、プロピオン酸といった有機脂肪酸の総称で、人の健康にとって欠かせない物質です。短鎖脂肪酸は腸壁の上皮細胞のエネルギー源になります。大腸上皮では必要なエネルギーの約70%が短鎖脂肪酸の細胞内代謝によるものです。

それだけではありません。短鎖脂肪酸は人体において実にさまざまな役割を果たしているので、「腸の万能薬」と言われるほど。その効果はダイエットやアレルギーなどの免疫など広範囲にわたります。

短鎖脂肪酸は、腸内で産生し腸壁を修復してくれます。そのためには、積極的に「お酢」をとることをオススメしています。お酢を飲むと腸壁のエネルギー源となる酢酸を補給することになります。「短鎖脂肪酸がたくさんつくられるようになる」ためには「酢を食事に取り入れる」ことで腸壁は穴があきにくく強固なものになります。

その点でも60ページから紹介している『温酢キャベツ』は「腸活最強のおなかレシピ」と言えるでしょう。

食べ物からどれだけのエネルギーが取りこまれるかは腸内細菌の種類によっておおよそ決まります。1日に必要とされるエネルギーの約8〜10%は大腸での腸内細菌による発酵にもたらされることがわかっています。栄養分のほとんどは小腸で吸収されますが、消化できない食物繊維は、腸内細菌の大多数が棲む大腸に送られて、彼らのエサになり発酵分解されて短鎖脂肪酸をつくり出すのです。

それだけに短鎖脂肪酸の産生には、量を摂取することがとても重要。食事で十分な食物繊維を摂らないでいると、腸内細菌が飢えてしまい多様性が低下してバランスが崩れます。

腸内細菌の数が減って短鎖脂肪酸がつくられなくなると、上皮細胞のエネルギーが足りなくなり、腸壁を保護する粘液の分泌も悪化します。その結果、腸壁が傷つき異物の侵入を防ぐ腸管のバリア機能が損なわれてしまうことになります。つまり腸もれ（リーキーガット症候群）につながるのです。

短鎖脂肪酸がすごい

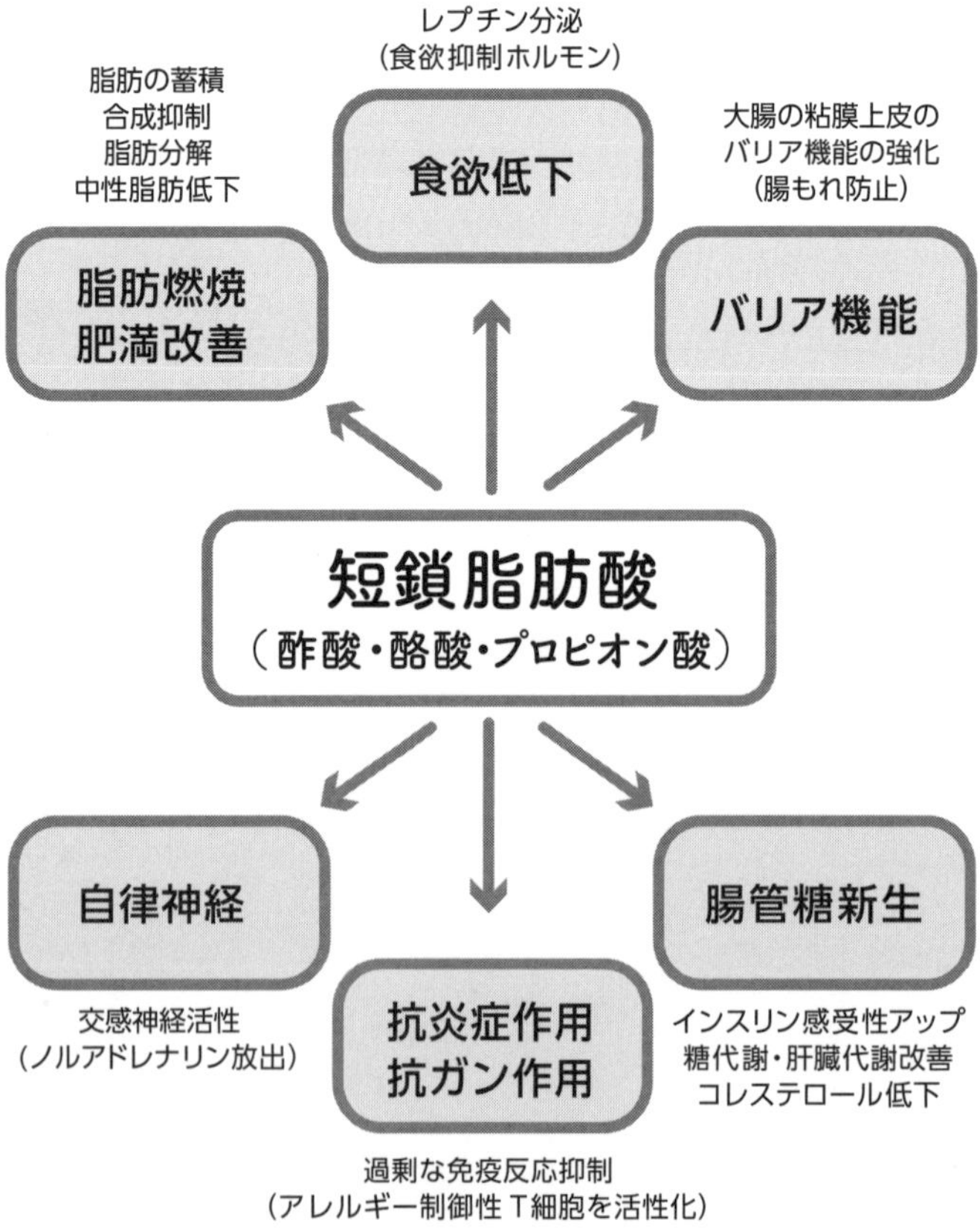

レプチン分泌
(食欲抑制ホルモン)
食欲低下
脂肪の蓄積
合成抑制
脂肪分解
中性脂肪低下
脂肪燃焼
肥満改善
大腸の粘膜上皮の
バリア機能の強化
(腸もれ防止)
バリア機能
短鎖脂肪酸
(酢酸・酪酸・プロピオン酸)
自律神経
交感神経活性
(ノルアドレナリン放出)
抗炎症作用
抗ガン作用
過剰な免疫反応抑制
(アレルギー制御性T細胞を活性化)
腸管糖新生
インスリン感受性アップ
糖代謝・肝臓代謝改善
コレステロール低下

ダイエットの強い味方にもなる「短鎖脂肪酸」

どうしても体重が減らないのは体内に炎症が起きてるから!?

短鎖脂肪酸がダイエットにも効果を発揮すると知られたのは実は最近のことです。

肥満には、腸から体全体に広がる軽度の慢性的な炎症が関係しています。全身性の炎症は、体重の増加、とりわけ内臓脂肪の増加と密接に関連しているとみられています。中でも内臓脂肪は炎症を誘発する性質があり、それがホルモンバランスの乱れと体重増加の悪循環を招いています。

日本人は一般的にインスリン抵抗性（インスリンが十分量存在してもその作用が現れにくい状態）が高く、糖代謝や脂質代謝等に異常が生じて体内に脂肪を蓄積しやすい体質だといわれています。

ところが肥満状態のマウスに短鎖脂肪酸に代表されるプロバイオティクスを投与し腸内での菌数を増やすと、内臓脂肪が減少するだけでなく、血糖値が低下しレプチン感受性、インスリン抵抗性、糖代謝異常及び脂肪肝も改善することが証明されています。

腸内細菌には、食べ物の成分を分解する働きがあります。食物繊維は人間の消化酵素では分解することができないので、食物繊維を分解するのはセルロース分解菌という腸内細菌の役割です。食べ物の成分を分解する能力は、その成分を分解できる腸内細菌をもっていることはもちろんその数も重要。食物繊維を分解する腸内細菌が少なければ、すべてを分解することができません。セルロース分解菌が少ない人が、食物繊維を摂りすぎて下痢をしてしまう場合は腸内細菌の数が減っているのではないかと疑ってみてもいいかもしれません。

× 「私たちの体は食べた物でできている」

○ 「私たちの体は腸内細菌が分解したものでできている」

かつて、エネルギーの摂取と消費の差し引きで太る・痩せるという「カロリーイン・カロリーアウト」の法則は今や過去のものです。ダイエットをする上ではある程度のカロリー制限は必要ですが、体脂肪を効果的に燃焼させリバウンドを起こさず、安定的に痩せて健康になるには、腸活がベストです。

食べ物とのつきあい方を根本的に見直し、口に入れる食べ物の質をチョイスする知識と行動に加え、腸内細菌たちに任せるということが肝心です。

「デブ菌」と「ヤセ菌」

ヤセ菌を増やせばアナタのカラダは必ず変わっていきます

ダイエットは、短鎖脂肪酸が果たす役割が大きいとお伝えしました。実は腸内フローラで、どのようなタイプの細菌が腸内で優勢を占めるかによって、その人の体重と健康状態が大きく変わることが明らかになってきました。

研究者たちはフィルミクテス門の細菌が腸内に過剰に存在すると、肥満につながるので、フィルミクテス門を「デブ菌」。痩せやすさとの関連性からバクテロイデス門を「ヤセ菌」と命名しています。

フィルミクテス門は、食物からあまりにも効率的にエネルギーを回収しすぎるため、特に炭水化物と脂質の代謝に影響を及ぼし体重を増加させます。

ワシントン大学医学部では、レプチン（食欲低下ホルモン）産生を無力化したマウス（エサを食べ続け肥満になった）の腸内細菌を解析したところデブ菌が多い一方で、ヤセ菌が少ないとの結果が出たといいます。また同様に痩せているマウスの腸内細菌を調べたところデブ菌が少なく、ヤセ菌が多いことが判明したというのです。ヤセ菌を育てて体重を減らしたいなら、炎症誘発性の脂質と糖質を減らし、食物繊維の食品を増やしていく必要があります。

ただし、特定の菌が特定の健康効果と関連しているということはありますが、さまざまな細菌たちが相互に作用しあって、いろいろな産生物をうみだしてくれてその結果、私たちの健康がもたらされています。まさに腸内細菌の多様性が「痩せやすい体をつくる」と言えるのです。

アレルギーでお困りの方にも「短鎖脂肪酸」がオススメ

T細胞を活性化させて体を守るための指揮官の暴走を止めろ！

アレルギー症状というのは、免疫反応のひとつです。免疫系というのは体を守る防衛隊のようなものですから、風邪を引いたときに熱が出るのも体内に入った病原菌と戦って排除しようとしてくれてるのも免疫の重要な働きです。いわば私たちは正常な免疫反応によって生かされています。

その免疫細胞が戦ってくれている証拠に、人体には発熱や咳、痛み、かゆみ、鼻水や鼻づまり、腫れなどといったいろいろな炎症が生じます。ところがバランスの崩れた免疫系だと、攻撃命令を伝える免疫細胞を出し続けてしまい、それが病原菌にではなく本来人体に無害な異物（花粉やダニの死骸、ホコリ、食べ物に含まれたタンパク質など）にも反応し、誤って攻撃を繰り返してしまうことがあります。アレルゲン（原因物質）が何かは人によって異なりますが、攻撃する必要のないものを免疫細胞が攻撃してしまうことで、アトピーや花粉症などが発症します。これがアレルギー性疾患のメカニズムです。

免疫細胞の中には、人体への暴走を防ぐ細胞（制御性T細胞）が存在し活性化すれば、過剰なアレルギー反応は抑制されて、次第にアレルギー症状はおさまっていきます。この制御性T細胞のはたらきを助けてくれるのが、短鎖脂肪酸です。食物繊維を多く与えたマウスは、腸内細菌の活動が高まり、酪酸の生産量が増え、制御性T細胞への作用が確認されています。

また、腸内細菌がつくり出す短鎖脂肪酸は強い抗炎症作用をもっているので、短鎖脂肪酸が多くつくられることによって、腸内で起こっている炎症がおさえられます。腸内だけでなく人体の炎症を抑制する短鎖脂肪酸のはたらきは今後、ますますクローズアップされることになるのではないでしょうか。

免疫力が高いと病気にならない！腸内細菌が免疫力をつくる

多種多様な菌に触れる機会を失った子どもたちにアレルギー増加

生後1ヶ月以内の腸内フローラの多様性の低下が、2歳までのアトピー性皮膚炎の発症と、7歳の時点で喘息の発症に関与していることが報告されています。赤ちゃんの頃から、さまざまな種類の微生物に触れてこなかった子どもは、腸内細菌を体内に取り入れるチャンスが失われていたため、腸内フローラが形成できず、多様性が低くなります。

免疫系が未発達であることから、外からの侵入物に過剰に反応し、その結果、炎症反応を長引かせたり、慢性アレルギーや炎症性疾患になりやすくなるのです。

急速に増えつづけているアレルギー患者のうち一番多い年齢層としては、5〜14歳だと言われています。都会ではなく自然たっぷりの環境で育った子どもには、アレルギーや他の自己免疫疾患が少ないのも当たり前のことです。なぜなら幼少期より土壌や家畜の糞など、多種多様な菌に接触できる生活環境の中で暮らしているからです。

抗生物質や農薬が投与され汚染された土壌は細菌多様性が低下しています。そして呼吸などを経由して人間の腸内フローラに届きます。土壌細菌と人間の腸内細菌の関係は密接につながっているのです。

腸管は栄養吸収器官である一方で、腸内の病原体に対する生体防御の最前線であるため人体最大の免疫器官でもあり、免疫力の約7割を腸がつくります。

免疫とは病原体から身を守るために備わった防御システム。白血球やリンパ球、抗体などがその役目を果たしています。腸管上皮にいる腸内細菌たちが、腸にいる免疫細胞や組織を活性化させるため免疫力が高い人は病気になりません。

赤ちゃんの時から腸内細菌を獲得して腸内フローラのバランスを形成しておかないと免疫力の低下、炎症多発、アレルギー体質、肥満体質になってしまいます。

ご存知ですか？腸内細菌が「水素」をつくること

あなたの老化を防止してくれるのはカラダの中でつくる水素なのです

「老化は腸からはじまる」というのをご存知でしょうか。腸内細菌の数は45歳を過ぎたあたりから減っていき、徐々に腸内フローラの多様性が損なわれていきます。これにより肌にはシミやしわが増え皮膚の状態も悪くなっていきます。

この老化に強い影響をもっているといわれるのが活性酸素です。活性酸素は呼吸によって体内に取り込まれた酸素の一部がより活性化することで、さまざまな成分と結びつき過剰な場合には人体にも悪影響を及ぼします。近年では、生活習慣病との関連も指摘されていますが、老化の促進にも活性酸素が深く関わっているとみられています。

他にもがんになる要因として必ず活性酸素が多く発生していることが明らかになっ

ているだけでなく、糖尿病、パーキンソン病、アトピー性皮膚炎、胃・十二指腸潰瘍、てんかん、白内障などあらゆる病気に活性酸素の関与が疑われているほどです。

その「特効薬」として腸がつくり出す「水素」に注目が集まっています。酸素は水素と結びつくと水になることは学生時代に化学の授業で習ったと思いますが、体内に水素があれば活性酸素と結びついて老化（細胞の酸化）を防いでくれます。しかも水素にはすでに酸化した成分をもとの状態に戻すはたらきがあります。これこそCMなどでよく言われる「抗酸化」と呼ばれるものです。「抗酸化」と言えば、化粧品やドリンクなど商品化されその効能がうたわれていますが、体内でつくられる水素こそが絶大な抗酸化作用をもたらしてくれるのです。

この老化を防いでくれる水素は、何と138ページで、「ヤセ菌」と言われていたバクテロイデス門の菌群たち。この菌群が食物繊維などをエサにして大量の水素（腸内発酵による水素）を発生させてくれるのです。

腸で発酵した水素は腸管を通って血液に入り、門脈を通って肝臓に入ったあと全身に運ばれます。全身の臓器の中で活動量が多い臓器に活性酸素はどうしても発生します。

中でも栄養素のリメイクや解毒を行う肝臓に最も多く活性酸素が発生しやすく、腸内で産生した水素を貯蔵するのも、肝臓が一番多いことがわかっています。美肌をつくるための秘訣は、腸内フローラを形成してきちんと腸内発酵させ、肝臓を極度に疲れさせないことに尽きるのです。

美肌の状態は毎日、決まった時間にあなた自身の顔を鏡で見ればその変化はすぐにわかるはずです。55ページにある「美腸食の基本の5原則」を実践すればきっとあなたの肌も生まれ変わるはずです。肌の状態は腸の健康を映し出しているのです。

美肌にも多種多様な菌が大活躍！皮膚常在菌のお話

肌荒れ、ニキビ、吹き出物…洗いすぎがあなたを美肌から遠ざける

美肌と腸の関連は、82ページで取り上げたビタミンB群や131ページで紹介した短鎖脂肪酸だけにとどまりません。皮膚常在菌叢と呼ばれる菌の集団も非常に大事なはたらきをしています。代表的なものとしては、表皮ブドウ球菌やニキビの原因といわれるアクネ菌などがありますが、その数は1平方センチメートルで10万個程度。顔全体で1億から10億個存在しているといわれています。この皮膚常在菌も腸内フローラ同様、多様性が重要とされていています。

皮膚の表面は、10種類以上の皮膚常在菌のつくる皮脂膜で守られ、皮膚常在菌は皮膚の脂肪を食べて脂肪酸の膜を作って皮膚を弱酸性に保っています。そして酸に弱い

病原菌からシャットアウトしているのです。つまりこの皮膚常在菌が多種多様であるほど、美肌となるのです。

ところが皮膚常在菌は加齢により、エサとなる皮脂や汗の分泌が減ることで、減少してしまいます。これが皮膚の老化につながります。

また殺菌効果の高い薬用石鹸で1日に何度も洗顔や手洗いすると、皮膚を守っている常在菌まで殺菌してしまいウイルスやアレルゲンが侵入してしまいます。そのためアトピーや乾燥性皮膚炎を引き起こしてしまうのです。

昔ながらの固形石鹸であればそれほど殺菌力が強くありませんから、洗顔や手洗いをしても約1割ほどの皮膚常在菌が残ります。そして12時間後にはもとの状態に戻ります。

一方、石油からつくられた洗浄力の強い合成界面活性剤だと常在菌を肌から根こそぎはがしてしまい、もとに戻るまでに相当長い時間がかかることがわかっています。肌の乾燥の最大の原因は洗いすぎなのです。

肌のカサカサは皮膚表層の角質細胞の間に隙間ができて、そこから細菌やアレルゲンになるものが皮膚内に入り込みやすくなることがキッカケとなります。そうなると異物の侵入を察知した免疫細胞が炎症を起こしかゆみや肌荒れなどが生じるのです。

アトピー性皮膚炎はまさに悪化した状態です。

キレイ好き・除菌社会は、私たちの皮膚や体をむしばんでいるのです。

スキマ時間のちょっと運動で「腸活効果」が倍増

仕事や家事の合間にできる簡単エクササイズはココロとカラダに効果あり

これまで本書の中では腸内フローラの多様性を高めるために、「すべきこと」と「やめるべきこと」についてアドバイスしてきました。実は152ページにある「美腸づくりの3原則」の中のひとつに過ぎません。他にも「エクササイズ」でカラダケア、「ストレスフリー」というココロの問題についても触れないわけにはいけません。

便秘にお悩みの方ならおわかりかと思いますが適度な運動は、腸管の緊張を緩め大腸の蠕動運動に刺激を与え便を押し出してくれます。

さらに運動をすることで全身の血流をよくし自律神経が活性化することで、腸の活動を促進することもわかっています。当然ながら運動をすれば食欲もわきますしストレス解消にもなりますからいいこと尽くし。まさに「美腸づくりの3原則」を相互に補完することにもなるので是非、少しでも体を動かしてみてほしいものです。

中でも私がオススメするのは簡単な体操です。その手順は以下の通りです。

①足を肩幅に開いて立ち、腕を上に高く上げ、手の甲を合わせる

息を吸いながら、肩甲骨を寄せるようにして、手を上に伸ばす

②息を吐きながら、左側の脇腹が伸びるのを意識して、上半身を右へゆっくりと真横に倒す

③ゆっくりと上半身を起こし、もとの姿勢に戻る（同様に反対側も）

ちょっとした隙間時間などに体を動かしてみるとリラックス効果も得られます。

美腸づくりの3原則

これで完璧！ 3つのバランス

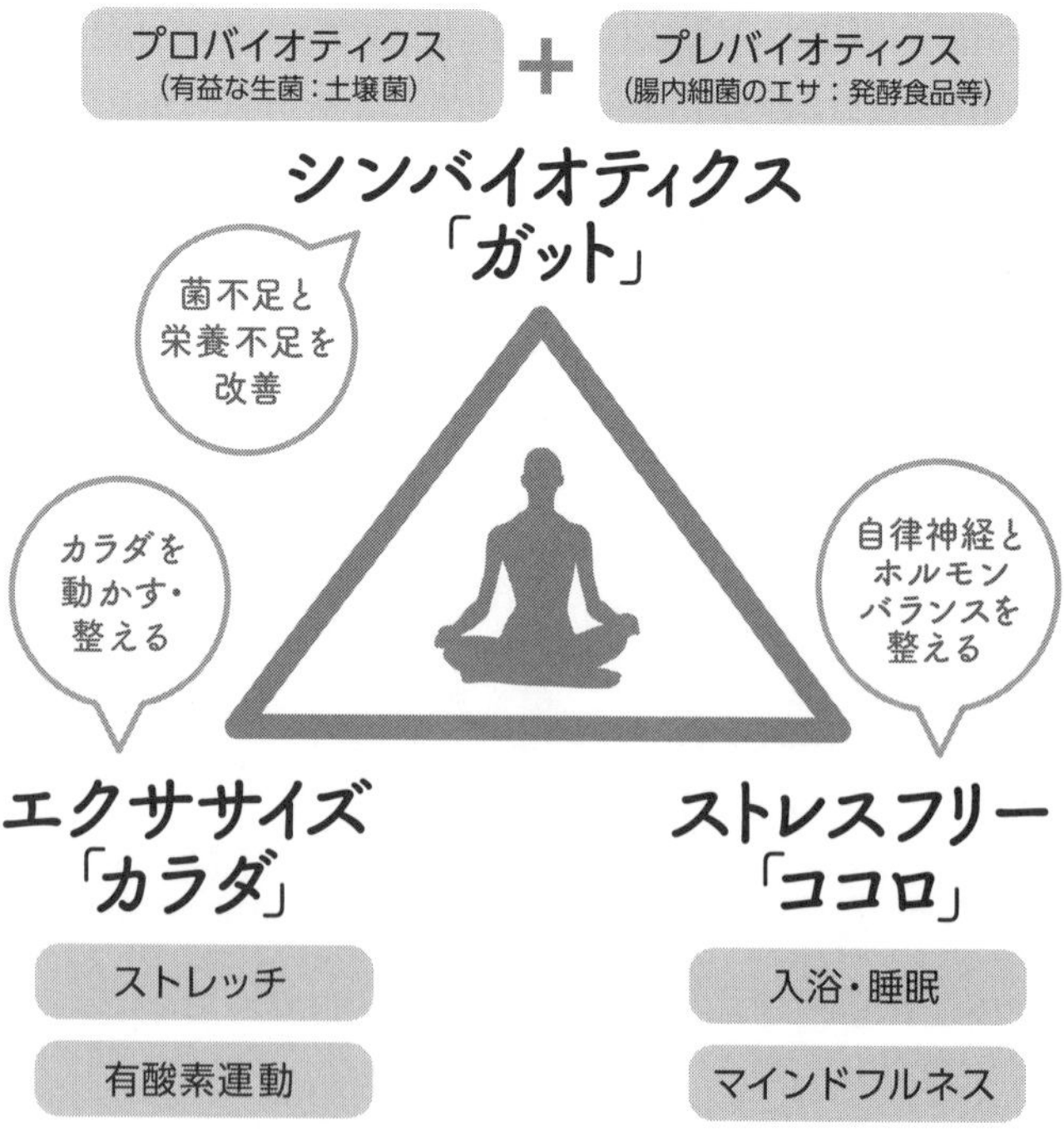
プロバイオティクス
（有益な生菌：土壌菌）
＋
プレバイオティクス
（腸内細菌のエサ：発酵食品等）
シンバイオティクス
「ガット」
菌不足と栄養不足を改善
カラダを動かす・整える
自律神経とホルモンバランスを整える
エクササイズ
「カラダ」
ストレッチ
有酸素運動
ストレスフリー
「ココロ」
入浴・睡眠
マインドフルネス

悪いストレスは腸内フローラを枯らすほどのダメージが！

ストレスフリーが腸活を加速させストレスに強いココロをつくります

152ページの「美腸づくりの3原則」で示しているように腸活に欠かせないのが「ストレスフリー」です。

ストレス自体は悪いものではありませんが、過剰なストレスは人体に甚大な影響を与えます。

ストレスを感じると、腸内ではカテコールアミンというホルモンが分泌されます。カテコールアミンとは、ドーパミン、ノルアドレナリン、アドレナリンというホルモンの総称でこれらのストレスホルモンにさらされると、腸内で有毒ガスなどの腐敗物質を産生するようになり、腸内環境を悪化させるというのです。

さらに自律神経の乱れにより、腸のはたらきは悪くなります。ストレスにより内臓器官のはたらきを調節する交感神経が高ぶると、血管が収縮し血流が悪化するので腸のはたらきは鈍くなるのです。腸は副交感神経が優位になるリラックス時に活性化するので、ストレスフリーの生活が腸活には欠かせないのです。

ただ交感神経が優位なときでも、プロバイオティクス投与で腸内環境が改善した結果も報告されていますから、腸活はストレスから身を守る自衛手段のひとつともいえます。

また最近では「ストレスを上手に対処する方法」として「ストレスマネジメント」が脚光を浴びています。近年流行している「マインドフルネス瞑想」を、ふだんの生活に取り入れてもいいでしょう。こうした心理学的なアプローチなどのセルフケアのスキルも腸活の一部として取り入れていく傾向が今後進んでいくと見られています。

「ストレスがたまってドカ食いしちゃった…」の理由

腸内環境を整えてココロを守ることがドカ食いを減らす一番の近道

「腸活」にとってストレスは大敵です。

例えば、残業などで帰宅が深夜に及ぶと、帰宅途中にコンビニでお菓子やスイーツを大量に買い込み一気に食べてしまいます。いわゆる「ドカ食い」です。皆さんもこうした「暴飲暴食」の経験はあるでしょう。ではなぜダメだとわかっていても暴飲暴食をしてしまうのでしょうか?

大きなストレスがかかると脳が副腎に信号を送りコルチゾールというホルモンを放出させます。このホルモンが肝臓や脂肪細胞にはたらきかけて血糖値や心拍数を上げ、闘争または逃走反応がはたらきはじめます。これが「異常な食欲」の正体です。

適度なコルチゾールの分泌は人体の健康上不可欠なのですが、これが頻繁に放出されてしまうとすぐにエネルギーを補給しようとするため、無性に高カロリーの食物がほしくなります。それに伴い血中のインスリン濃度も上がりっぱなしになり、内臓脂肪の蓄積を促します。

多様性のある腸内フローラを形成している人は、ストレスに対する対応力も高まり、ストレスの原因である「ストレッサー」をうまく回避できるようになり、暴飲暴食に走ることもなくなります。また、腸内細菌がつくる短鎖脂肪酸には、抗うつ作用があることも証明されています。

好きな人との楽しい食事は、ストレスを軽減して免疫力を上げます。おいしいものを食べて、楽しい時間を過ごせえる上に、腸内フローラを育成できてヤセ菌が増えて、太りづらくなる…となれば体にも心にも健康的と言えるでしょう。

脳の暴走が「腸活」にとって落とし穴になるケースはこれだけにかぎりません。食品添加物が脳の暴走を促進させる場合もあります。

脳の暴走から身を守るためにオススメするのは、「食事をリセットする」ことです。

一般的には「断食」といっていますが、そこまで大げさではありません。12時間程度、食べ物の摂取を控えて空腹にすることで、脳の暴走はおさまります。

また「暴飲暴食」を繰り返す人は、ストレスがたまった時に発散する別の手段を日頃から実践してもいいでしょう。例えばサウナに入るとか、運動をする、瞑想をするでも構いません。好きなマンガを一気読みするでもいいでしょう。いったん食欲から気をそらせるようにできれば、脳の暴走も徐々にコントロールできるようになります。

ベイビーからはじめる「ストレスに強いココロとカラダ」づくり

大人になって困らないために私たちが子どもにできること

実は腸内環境とストレス耐性は切っても切れない関係にあります。

乳幼児の頃から五感（視覚、聴覚、触覚、味覚、嗅覚）を使って得た刺激は、ストレスを制御する神経網の発達を促すことになり、その後の成長後に遭遇するさまざまなストレスに対しての適応力を身につけさせてくれます。

乳幼児期における腸内細菌からの信号が前頭葉のストレス制御機能の発達を促し、成長後にどんなストレスフルな状況から逆境に陥った時でも、それを乗り越えて回復していく力、つまりいかなる困難な状況にもかかわらずうまく適応できる力（レジリエンス）を強めてくれることがわかっています。

子ども時代の腸活がストレスに打ち勝つ対処法を私たちに教えてくれるのです。

「腸活のハッピーサイクル」を高めよう！

幸せの感受性を高める一番の近道は腸内に美しいお花畑をつくりあげること腸活でハッピーサイクルが回り出すと人生が順調に！

セロトニンの約9割が腸内細菌でつくられています。実は思考や性格を決めているのも腸内細菌だということが、最近の研究でわかってきました。腸内細菌がセロトニンやドーパミンなどの幸せホルモンの前駆体をつくり、血液脳関門を通って脳内に届けられホルモンをつくり幸せの感受性を高めてくれているのです。

セロトニンは、精神の安定と幸福感をもたらすホルモンであることから、「幸せホルモン」とも呼ばれ、セロトニンが多いほど幸福感・精神の安定感が得られます。一方、うつ病の患者には脳内のセロトニンの量が少なくなっているとのデータがあります。

パーキンソン病についても脳内で働くドーパミンというホルモンが不足することが原因で発症します。

腸内フローラが良好だとイライラすることがなく幸せを感じやすくなり、ストレスもうまく受け流せるようになりコミュニケーション力も高くなります。この状態を私は「腸活のハッピーサイクル」と呼んでいます。

人体のシステムにおいて、免疫系―神経系―内分泌系（ホルモン）は相関関係にあり、脳と腸は神経系においては強いつながりをもっていてこれが「脳腸相関」と呼ばれています。

ニューロンと呼ばれる神経細胞は脳内に数百億個以上しているが、腸には約1億個存在しています。脳をもたないミミズの腸内にもセロトニンは存在し、腸内細菌の情報伝達物質としてはたらいているので、人においても同様に腸内細菌同士でさまざまな情報交換をしていると考えられています。さらに、腸内細菌が直接脳にメッセージを送っていることがわかってきました。つまり「腸がご機嫌だと脳も快調になる」というのです。

そこで、幸せホルモンであるセロトニンをたくさんつくるにはどうしたらいいのでしょうか。これには2つのアプローチが考えられます。

①多種多様な腸内細菌を増やし、腸内環境を改善する。

②材料となるトリプトファンを多く含む、タンパク質を摂る。

これまで説明してきた「腸活」こそが幸せになる道しるべなのです。これからの時代は、腸活こそが人類を明るい未来へ導く処方箋として期待されているのです。

よく眠れていますか？　もう一つの便秘の原因は…睡眠不足

なりたいアナタを手に入れるためには、もう一人の自分である腸内細菌を大切に

さらに見逃せないのは、睡眠不足と「便秘」の関連も腸活の視点で考えれば明らかです。腸活をしている人でも便秘の治らない人の多くは、「睡眠不足」になっている人がほとんどです。

これも自律神経の乱れにより、腸のはたらきが悪くなっていることが原因です。そこで、食生活、睡眠や運動により生活全般を通じて「腸中心のライフスタイルに変えましょう」とアドバイスをしています。

ワーク・ライフ・バランスがうまくとれなくて、自律神経のバランスが崩れてしまっている方も多くみかけます。ちゃんと寝た方がいいのはわかっているけれど…とお

悩みの方も多いです。ただ腸の声に耳を傾ける時間を少しもってください。「ストレスフルで不規則な生活」を続けていればいくら「腸活」に励んでも、便秘も肌の状態も改善しないのは、経験的にわかるのではないでしょうか？

体調が今ひとつだから病院にいくのではなくて、カラダの不調のことで悩んでいる人もココロの不調のことで気分があがらない人も、まずは腸の中の環境を変える「行動」から変化させてみたらどうでしょう？

すべての改善のカギを握る腸内細菌はもう一人の自分自身です。共生関係であり、大事なパートナーである腸内細菌たちがよろこぶ環境をつくり、仲間を増やすことで、将来の「なりたいアナタ」を手に入れることがきっとできるはずです。

ミミズと腸内細菌と土壌菌の不思議な関係

土を耕すミミズ。このミミズがつくりだす土壌菌が豊かな良質の土の源。実は人間の腸内細菌も土壌菌で構成されているのです

ミミズは世界中の痩せた土地を生物が生きるための肥沃な土地に変えています。それをおこなうのはミミズの腸に棲む腸内細菌。ミミズの出した糞の中にいる腸内細菌たちが土壌菌となり、土壌中のあらゆる有害物質を処理して有益なものに変え、豊かで実りの多い土壌をつくるからです。

実は人間の腸内細菌もミミズとおなじく土壌菌で構成されています。19ページの「美腸活を成功させるための究極の3ファクター」で説明した「プロバイオティクス」とは土壌菌の摂取とイコールなのです。

土壌菌を摂取すれば腸内細菌を刺激して多様性を高めエネルギー源となり、私たち

土壌菌とは

自然界に最も多く存在する有益な菌の総称
土由来のプロバイオティクス
腸内には多種多様な菌種が必要

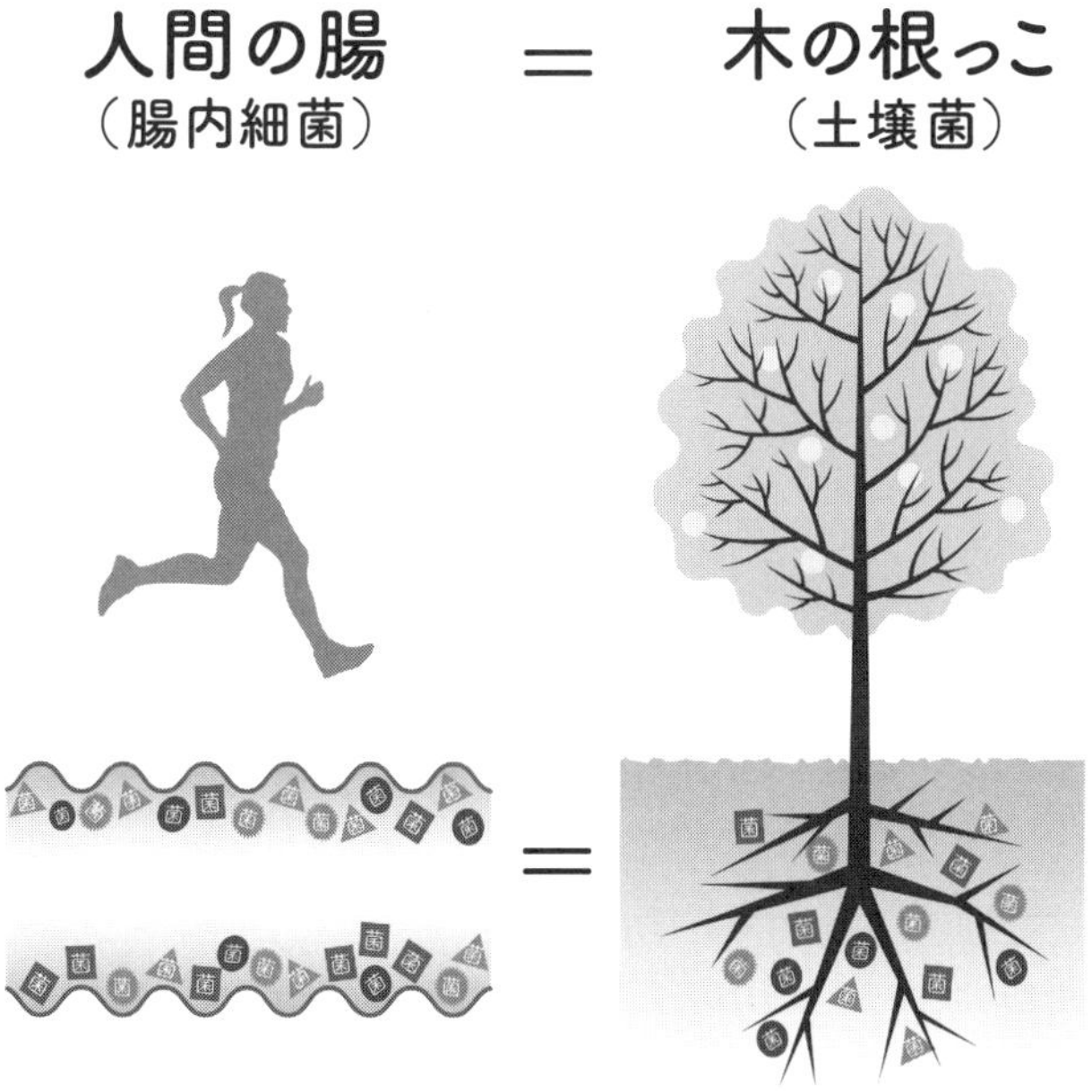

にさまざまな恩恵をもたらしてくれます。肥沃な土をつくるように腸にたっぷりの土壌菌を与えることで、腸内フローラは健全な状態に改善されていきます。私自身も土壌菌を詰めたカプセルを毎日飲んで、腸内細菌をしっかり補給しておりますので(月に排便3回だった)便秘も解消されて、メンタルが安定しています。

本書のタイトルにもある「菌活」とは「土壌菌により腸内細菌の多様性を高めてバランスよく保ち腸の健康を維持する活動のこと」を指しています。

私は「ミミズ最強説」を常日頃から唱えています。脳も心臓ももたない「腸だけ」の腔腸動物であるミミズには神経細胞と免疫細胞、消化吸収のための細胞がありこれだけで生きていけます。土から栄養を吸収して土壌菌(腸内細菌)を排泄しそれが土の有害物質を処理してくれる。これこそが最も自然な「腸活×菌活」です。

いわゆる腸内フローラを畑に例えれば「土とミミズ」がいる環境こそ理想の腸内環境と言えます。もっと子どもを土で遊ばせましょう。自家製腐葉土を造って家庭菜園をしたり森林浴をしてもいいでしょう。自然回帰へのアプローチが実は「腸活×菌活」そのものなのです。

Lesson4

田和璃佳　藤田紘一郎
対談
「こんなにすごい『腸活×菌活』のすべて」

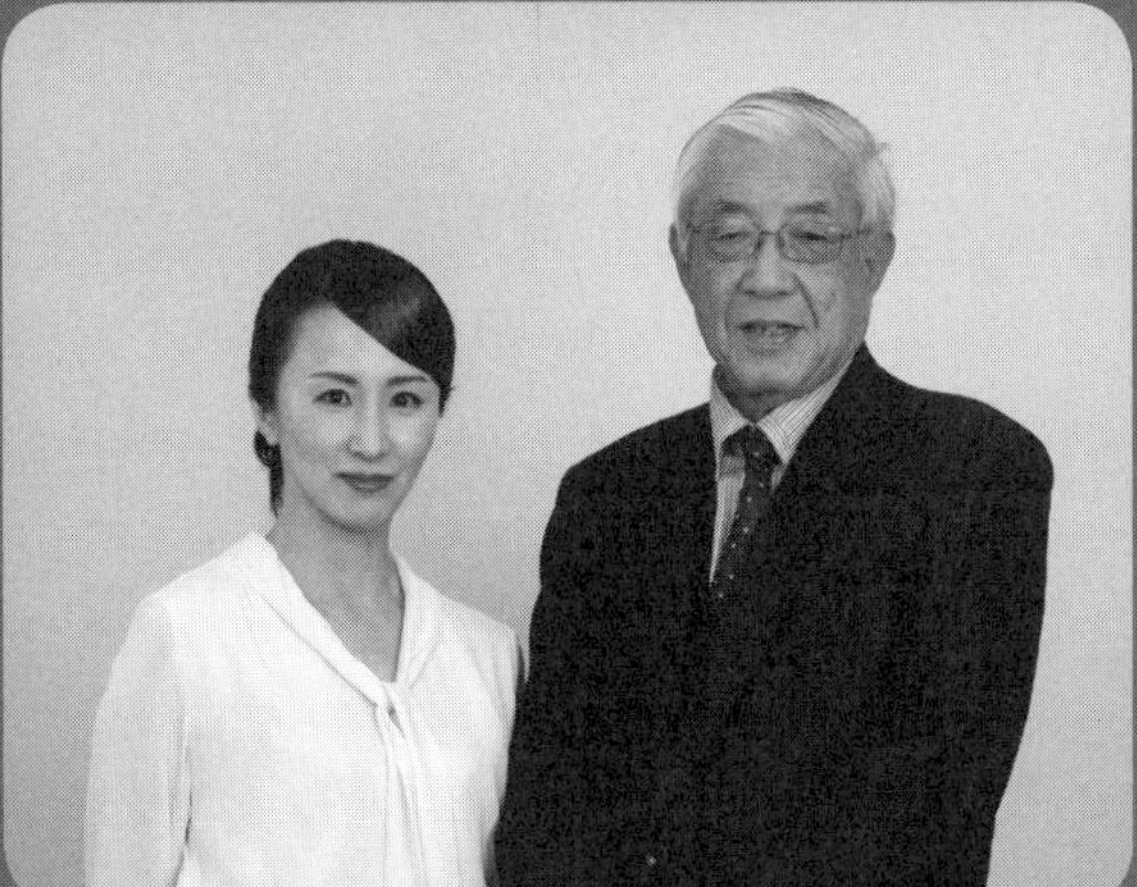

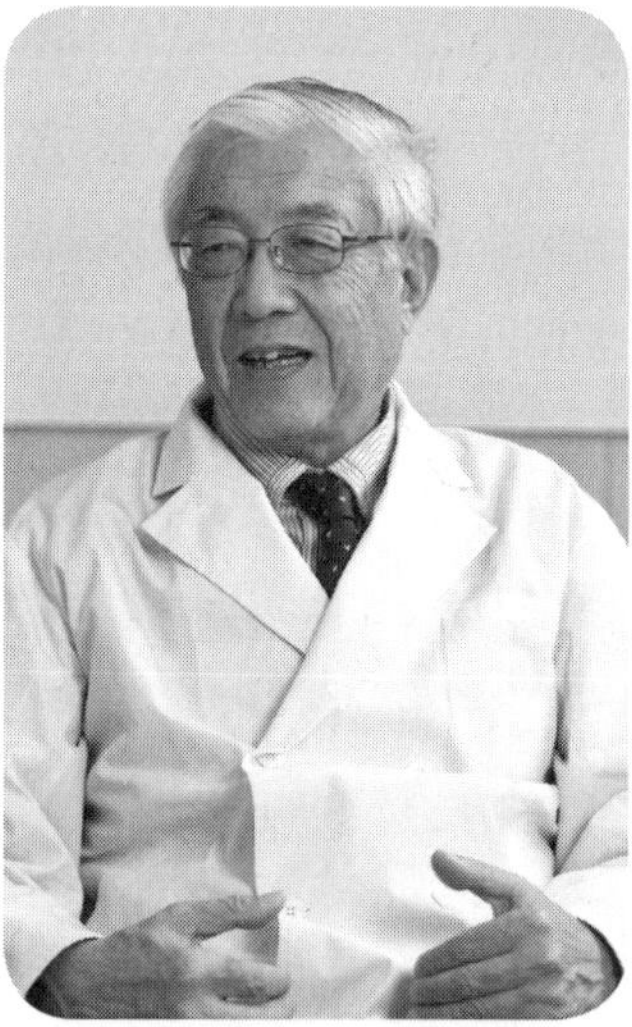

藤田 紘一郎

（ふじた・こういちろう）

1939年に旧満州に生まれる。東京医科歯科大学医学部卒業。東京大学医学系大学院修了。医学博士。

テキサス大学留学後、金沢医科大学教授、長崎大学教授、東京医科歯科大学教授を経て、東京医科歯科大学名誉教授。

専門は寄生虫学と熱帯医学、感染免疫学。腸内細菌の研究の権威。

1983年に寄生虫体内のアレルゲン発見で小泉賞を受賞。

2000年にヒトATLウイルス伝染経路などで日本文化振興会社会文化功労賞および国際文化栄誉賞を受賞。

「腸活」は「ワンチーム」で不調を改善する

田和　私はセミナーなどで腸活のお話をするときに、２０１９年のラグビーワールドカップ日本代表に例えて「腸内フローラはワンチームだよ」とお話しています。多様な腸内細菌が、さまざまな役割を果たして、トータルで機能するという点においては、腸活とラグビー日本代表チームは共通するのではないかと。

藤田　同感です。

田和　特に「腸活」をはじめるきっかけとして今ではアレルギーの悩みから興味をもつ方が多いのですが、なぜここにきて、アレルギーがここまで増えてしまったんでしょう。

藤田　私はずっと免疫を専門分野として研究してきましたが、免疫学者はアレルギーというのは「免疫の過剰反応だ」という仮説が主流でした。

一方で私自身は「免疫反応は免疫が弱くなるからアレルギーが発生する」と主張し

てきました。つまり腸内細菌が多様性を失うことで免疫細胞が働かなくなった結果、アレルギー反応が起きると言い続けたのです。

当時、「免疫の過剰反応だ」と主張する学者はアレルギーが起こるとＩgＥ抗体が増殖することが過剰反応の証拠だと言っていました。実際はそうではなくて免疫のバランスが崩れることが問題です。

例えば、医学部の大学生を見ていればアレルギー反応が免疫の低下だというのがよくわかります。入学当初は誰もアトピーなどのアレルギーはありません。ところが４～６年生は臨床実習といって、指導医のもとで、診察に関する実技を学ぶ必要が出てきます。これは実際の医療現場に出るわけですからかなり激しい訓練です。すると医学生の半分ほどが実習期間中にアトピーになるんです。これこそ免疫が弱っている証拠です。現代社会もしかり。今後の日本は免疫が弱まってますますアレルギーの人が増えていくと思っていますよ。

田和　１２６ページでも触れた「腸もれ」（リーキーガット症候群）も免疫が落ちている状態と多様性がそこなわれているからですね。

藤田　そうですね。日本では花粉症の第1号が1963年に栃木県の日光市で出たんです。今や日本人の5人に1人が花粉症でしょう。

田和　花粉症が今ほど言われなかったのはそれだけ花粉症になる人が少なかったからでしょうか？

藤田　少なかったんです。それは食物繊維の摂取量との相関関係で見れば一目瞭然です。戦前の日本人に比べ現代人は食物繊維の摂取量が3分の1まで減ったことと関連しています。食物繊維は腸内細菌のエサになりますから、食物繊維を摂らないということは健康な腸内環境を維持できなくなってしまいます。腸内細菌が多ければ免疫力もアップしますから、花粉が飛散しても花粉症になりませんでした。

加えて、免疫は常に人体の外部から侵入してくるアレルギー物質と戦っています。ところが、除菌や殺菌によって免疫の戦うべき相手がいなくなってしまうと体内で暴走してしまう。それによってアレルギーが増えたとも言えます。

ヨーグルトも納豆も土壌菌

田和　除菌・殺菌をしすぎると免疫が戦うべきだった相手がいなくなってしまうから、いわば持て余してしまって…体の中に悪さをしてしまうとか。

藤田　そうです。腸内細菌のひとつである大腸菌も外部から悪い菌がきたら体外へ追い出す菌ですよね。腸内に悪い菌がないから人体に害を及ぼします。

私は20年以上前に朝日新聞で「清潔はビョーキだ」という連載をしました。当時、色々な先生から様々な批判を受けました。でも今はアメリカでは「泥を食べなさい」と言ってますよ。なぜそんなことを言っているかというと「土壌菌を摂ろう」ということなんです。土壌菌には、多様性があるんです。そこへ体をむしばむような悪い菌がきたら退治します。それこそが免疫が高まるということなんです。

田和　子どもをもつママからは「除菌をするなと言われても手についたバイ菌はどうするんでしょう?」と質問されることも少なくありません。そこで私は「バイ菌はママが決めるものではないでしょう。（おなかを指して）腸が決めるんですよ」という話をしたんですよ。その発想ですよね。

藤田　腸内でつくられる物質にＩｇＡ抗体というのがあります。あれは粘膜だから悪い菌がきたらやっつけるのだと思われていましたが、実際は人体に入ってきた菌を棲んでいいかどうか決めるのがＩｇＡ抗体だったことが、ここ数年でわかってきました。

田和　そのＩｇＡ抗体が母乳に結構入っているから母乳育児が大事ということになるんですね。結局、多様な腸内細菌を、コントロールするというのが「腸活」には大事。バランスをみて「ワンチーム」全体で戦うというのが不可欠なんですね。

そこでお聞きしたいのですが、私が「美腸活のための究極の3ファクター」として、プロバイオティクスをあげています。これは土壌菌を摂取することなんですが、なかなか馴染みのない言葉ですね。実際にはどのようにしたらいいのでしょうか？

藤田　そもそも土壌菌というのは自然界の菌の総称です。ミミズがうんちとして土壌菌を出しているからといってミミズを食べましょうとはなりません（笑）。例えば、オランダやノルウェーではにんじんなどの野菜は泥つきで売っています。でもその泥をそのまま食べるわけではなくて、調理の際に台所で泥を取り除いたり水で洗ったりします。その過程で舞い上がった土壌菌を人間が呼吸で吸い込みます。これが「土壌菌の摂取だ」と説明しています。

——最近の研究では森林浴でも腸活になるというのは驚きでした。吸っている空気に土壌菌が含まれていればそれ自体が腸活になるという……。

藤田 だから泥んこ遊びでもいいし、森林浴でもいいんです。自然に帰るというのはそういうことなんです。

田和 日本でもだいぶ泥つきの野菜が売っている場所も増えてきました。

藤田 地産地消というのもそうですね。地元で取れた野菜がおいしそうに思えるのは、やはり自分の小さい時から居ついている腸内細菌がよろこんでいるということですね。

土壌菌というのは、地球の物質の環境には欠かせない存在です。生物が死んで分解処理するのが土壌菌です。それが腸内細菌と一致しているわけです。腸内細菌も同様に食べ物を食べて必要なものは栄養として吸収して、いらないものは便として排出する。だから土壌菌が大事というのは自然の摂理とイコールと言えます。生物が死んで腐敗すると菌が来て分解して有用なものに変えているとそれと同じこと。だから発酵食品は皆土壌菌です。納豆だってヨーグルトだってそう。乳酸菌もしかりです。

田和　土壌菌を摂取するために乳酸菌や納豆菌ばかりを摂るといった腸活もありますが、そうではなくて全体的なバランスは常にセットで考えないといけないわけですね。

かつて日本の社会では、土間もあったし自然も多かった。それこそ土壌菌を日常生活から摂取する環境にあった。さらに食物繊維が豊富なお米もたくさん食べていたし、発酵食品である漬物も食べていました。日本人の暮らし自体が腸内細菌も多様で健康的な生活につながっていたんですね。

藤田　人の腸内細菌の構成は、せいぜい3歳までには決まってしまいます。私の場合は幼少時にいたお手伝いさんが韓国の女性でキムチをよく食べていました。母親は京都の出身ですから京都の乳酸菌も私の腸内細菌に含まれているでしょう。

腸内細菌は育ってきた環境によって個人差があります。例えば、モンゴル出身の大相撲の力士であれば、幼少時にチーズなどの乳製品を日常的に摂取していますから、動物性の乳酸菌が主体で腸内環境を構成しているはずです。私の場合は植物性の乳酸

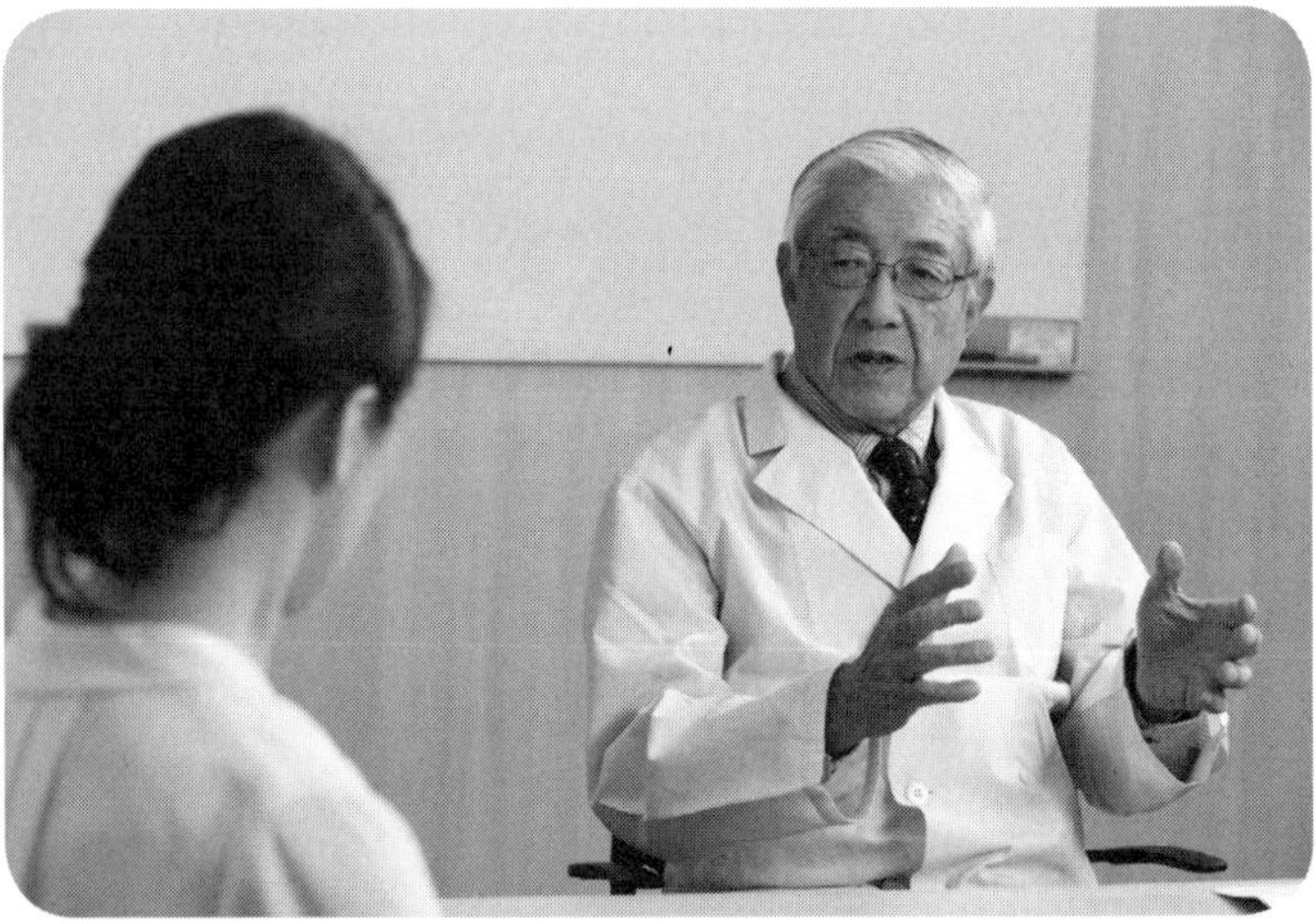

菌でしょう。個人によって決まっているのです。

つまり、腸内細菌にしても私にとっては体にいい菌でも、他の人ではそうじゃないという場合が出てきます。では、自分に合わない菌であれば摂取しなくていいかというとそうではありません。実は菌が入ると自分の系統の菌を増やそうとするんです。例えば、大腸菌が死ぬと、腸内で大腸菌属を増やそうとする因子が動きます。同様に乳酸菌を飲むと乳酸菌属を増やす因子が増えます。しかも自分の腸内に棲んでいる乳酸菌に近いものが死んだほうがより有効になるのです。人

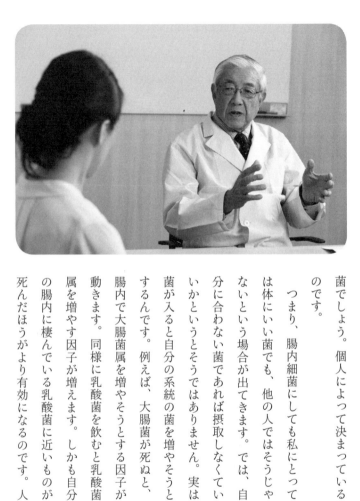

によって効果のある乳酸菌は1人ひとり違います。ですから腸活をやったら効果があったか、なかったかという結果は自分の腸内環境に近い菌を摂取したかどうかも関係しているということが明らかになっています。常に多種多様な腸内細菌は、自分の菌種を増やそうという努力をしています。

――プロバイオティクスでも自分に合う菌とそうでない菌があるということですね。

藤田 最近では日本でも便移植が実施されていますが、「ヤセ菌」が腸内に入るからそれで痩せます。ヤセ菌自体は腸内では定着せずに死んでしまいますが自分のヤセ菌を増強させる因子を出すので結果的に痩せるんですね。

腸活によって腸内細菌は定着しなくていいから取り込めばいい。その点で日本人の食文化は多様ですからヤセ菌を増やすことは簡単です。私がやった実験では2週間で変わりました。

田和 酢キャベツですね。

藤田 発酵食品のお酢とエサになるキャベツでヤセ菌を増やすということです。

ストレスは腸活で補え

田和　なるほど。でも「腸活」は食事だけでなくてストレスも大敵ですけど、どうやってストレスを回避したらいいんでしょう。

藤田　ストレスがかかると免疫が落ちます。これはアレルギーと同じ仕組みです。免疫が落ちたら、腸内細菌のエサを与える。ストレスはココロの問題が大きいですから免疫細胞のひとつであるＮＫ細胞は過度なストレスで数値があっという間に下がってしまいます。ただしココロのアップダウンも腸活で補えます。

田和　学校の先生にうかがっていると、今の10代の子どもはストレスに弱い。ちょっとした挫折があるとストレスを感じてシュンとしてしまう。それでストレスに弱い子が本当に多いといいます。心の病気も同様です。これも腸内細菌が少ないということと関連がありますか。

藤田　あると思います。世界的に人間そのものがストレスに非常に弱くなっています。

アレルギーも増えています。みんな免疫が下がっているからです。腸内細菌が減っているからでしょう。

うつにしても幸せ物質と言われるセロトニンが脳から分泌されていない状態ですから、従来の治療はセロトニンを投与するというのが主流でした。ところが腸内細菌がトリプトファンという成分をセロトニンにするということが明らかになった。ただし腸内で食物繊維が減ってしまうと、トリプトファンからセロトニンをつくるために必要なビタミンが不足してしまい、結果的にセロトニンが欠乏してうつになってしまうことがわかってきました。現代社会においてうつになる人が増えたのと腸内環境には関係があるんです。

そもそも腸がここまで注目されるようになったのは、ここ5〜6年にすぎません。それまでは腸は便をつくり排泄する臓器にすぎないと思われていた。実際、私自身は腸がここまですごいと確信して長年研究したわけではありませんでした。ただインドネシアのカリマンタン島に研究で何度も訪れていると、子どもたちが不衛生な場所にいるにもかかわらず元気に遊んでいた光景が目に留まったんです。その様子を見て不思議に思って免疫について調べたことが現在の研究につながっています。カリマンタンでの研究生活では価値観も大きく変わりました。島の人たちはお金は持っていないけど全体的に豊かさというのを感じたものです。それが今の腸の研究のルーツです。

田和　腸活は結局、手段であってゴールではないということですね。本来は健康があって幸せな人生を送ることがゴールだと思うんです。ただあまりにも除菌や殺菌というものが社会の隅々にまで広がっていますからそこを正そうということも「腸活×菌活」のテーマのひとつです。

――腸活は食べる物が中心に語られがちですが、実際は日々の生活の中に「腸活」があるのではないか。その中でもストレスをためないというのは重要ですね。

藤田　そうです。私、55歳の時に肌年齢を計測したんです。そのときの結果が65歳だったんです。当時は糖尿病もあったし、めちゃくちゃな生活をしていた時期です。ちょうど人生で一番体調が悪いときでもありました。そこで一念発起して「健康のことを話している人間がこんな体調じゃまずい」ということで生活全般を見直しました。もう嫌な人とは会わない。夜のお付き合いも時間を決めました。それから約25年が経過して肌年齢を計測したら63歳と若返りました。それは肌年齢に大きな影響を与えているのがビタミンB2だから腸内細菌のおかげなんです。腸内細菌のはたらきがよければ肌年齢も若くなりますよ。

田和　女性なんかは化粧してますけど肌の調子をバロメーターにするのはわかりやすいかもしれないですね。

――腸は顔に出るんですね。

田和　しわとかシミではなくて、潤いですよね。

藤田　だから肌の調子で腸内環境もわかります。

小腸は「製造工場」だった

――腸活ブームの背景には「便をつくる」大腸から「ブラックボックス」だった小腸にもクローズアップされたことで腸のさまざまなはたらきが明らかになったことが大きいようですが？

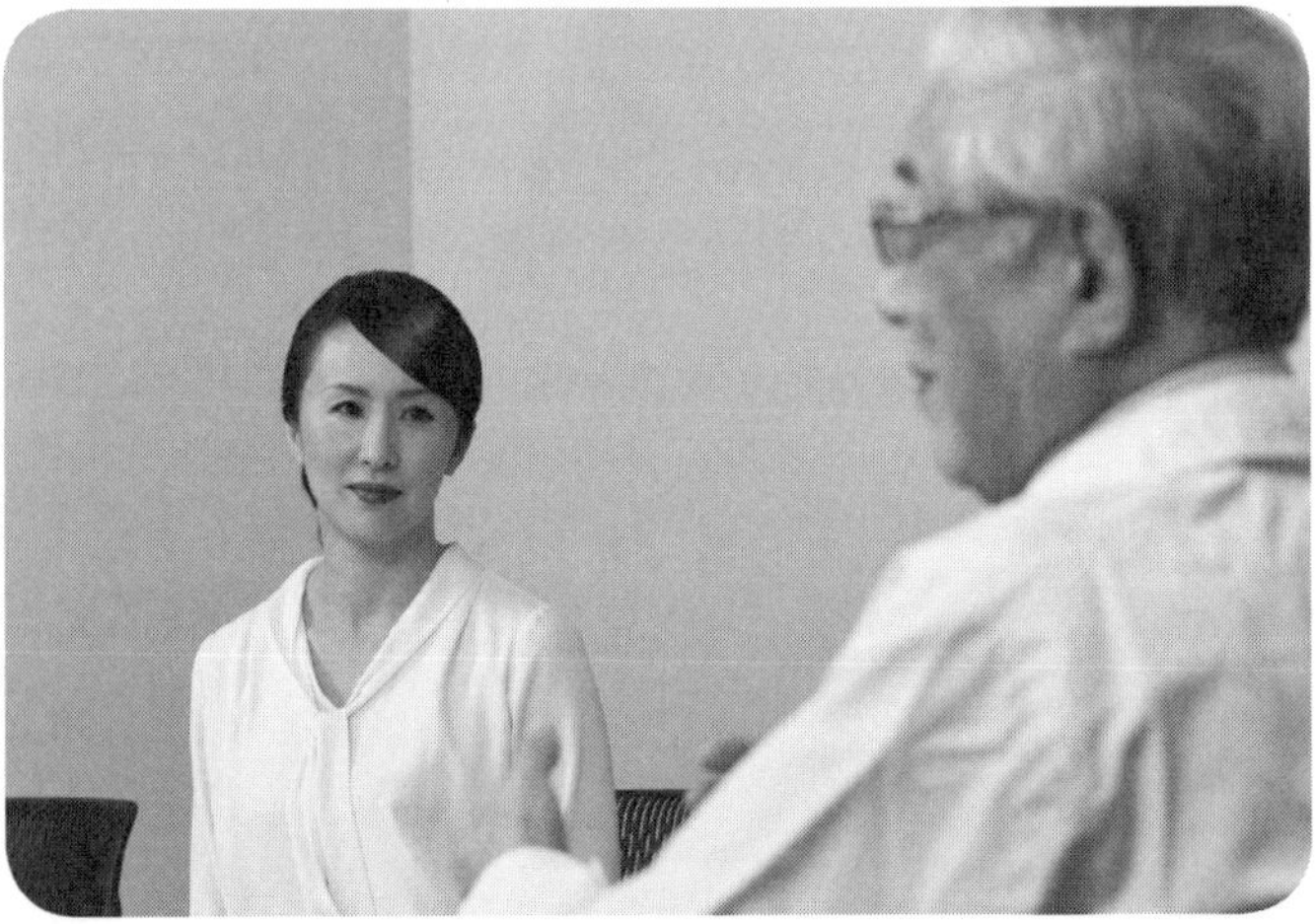

藤田　そうですね。近年、次々と新しい知見が見つかっています。酵素をつくったりビタミンをつくったりしているのが小腸だったというのは実に大きな発見でした。小腸は腸内細菌と腸粘膜によってビタミンをつくる製造工場です。さらに腸内細菌と腸粘膜がものすごくはたらいていることもわかってきました。昼の活動時間は消化が中心。夜になると製造工場としての活動時間帯となります。小腸は大腸から腸内細菌をサプライ（供給）してもらって、そこで細菌数を一定に保ちながらさまざまな物質を産生しているんです。ビタミンをつくったり、免疫を

つくったり、幸せ物質をつくっているのはいずれも小腸です。

しかし、腸内細菌が増えすぎてしまうと、小腸にまで入り込んでしまう。これでは、はたらくべき腸内細菌が多すぎてはたらけないですよ。だから極端に腸内細菌が少ない人と多すぎる人はいずれも小腸が正常にはたらかなくなるんです。腸にいいことばかりして、オリゴ糖ばかり食べたりすると、小腸への腸内細菌が供給過多になって、小腸内に菌が増えてしまう。それが「SIBO」なんですね。

ビタミンBとかビタミンKは小腸しか産生できません。B2が減ると肌が弱くなるし、B1が減ると貧血になる。しかし、幸せ物質であるセロトニンもドーパミンも小腸でしか産生できない。大腸は発酵などはしていますけど人が生きるための主要なはたらきはすべて小腸なんです。

田和　私も「腸活」をしている知り合いから「おなかにガスがたまる」と相談されたことがありました。その時には、「1週間ほど腸活やめなさい」と説明したら、「おなかのガスがおさまった」と言われました。

藤田　小腸は夜しか動かないからサーディアンリズムを考えても夜はしっかり寝るの

もすべて腸のためでしょう。不規則な生活をしているとリズムがおかしくなってしまいます。

田和　では深夜に仕事をしていて昼夜逆転しているような生活を送っている場合はどうでしょう？　朝決まった時間に寝ているといっても人間も動物ですから自律神経は乱れませんか？

藤田　夜寝て朝起きるほうが自然ですけど、夜勤なんかの場合はやむをえないですよね。そうした場合は決まった時間に寝る。つまりリズムをつくることが大事だと思いますね。これが一番です。

田和　腸内細菌がはたらく時間を決めてあげることが肝心だと。

藤田　そうです。パイロットやキャビンアテンダントとか時差の関係で不規則な生活になります。そうすると時間が昼夜逆転ですから非常に免疫力が落ちます。パイロットやスチュワーデスは非常に負荷の大きな仕事と言えるでしょう。

田和　睡眠不足も非常に便秘に悪いですね。寝るってことは重要です。

藤田　寝だめっていうのはダメですね。

――最近では、腸活が健康長寿につながるという話もあります。

藤田　私も2ケ月に1度、プロスキーヤーの三浦雄一郎さんと元広島大学学長の原田康夫先生と講演会をしています。3人ともすごい元気です。それにも増してお客さんが元気です。講演会では、末期ガンとかパーキンソン病の人に向かって話をしています。不思議なもので80歳の体力が落ちて歩行困難だったおばあちゃんがちょっと話しかけると歩けるようになったりするのです。健康をつきつめて考えると気持ちの問題がすごく大事です。すい臓ガンで末期だった人やスキルス性ガンという人でも講演会に参加する人は元気になってリピーターになって戻ってきます。余命を宣告されてもそれ以上に長生きしている人もいます。それは西洋医学の常識からいったらおかしい。つまり、腸活で食事を変えるだけでも健康状態はすごく変わります。それが腸活の成果です。参加者を笑わせたりするのも大事な腸活の一部ではないでしょうか?

――医療の未来は腸活にあると?

藤田　そうですね。医療の未来もそうだし日本の未来も腸活ありきです。

あとがき

最後までお読みいただき誠にありがとうございます。

タイトルに、「40代からはじめる」と決めたのには理由があります。私自身も40代になって、明らかなる体の変化を実感しました。代謝が落ちた、白髪が生えてきた…という哀しい老化現象もありますが、体力だけでなく、気力も大きく変化するのが「40代」。

パワーあふれる20代が過ぎ、まだ若さに満ちた30代は男女ともに、仕事や家庭、育児、地域活動など、毎日が無我夢中でがむしゃらに生きる時期です。そして、40代に入り、仕事においては立場や環境が変わったり、子育ても少し一段落つく頃。自分の体力の衰えや老いの現実をつきつけられると同時に、今までの自分の半生を振り返る瞬間がありります。そのきっかけは同窓会であったり、転職や新たな職場であったり、新しい環境での出会いであったり。

自分が選択して生きてきた人生は、もちろん自分の感情や知識による判断でつくられてきたので、とても素晴らしい道になっていると思います。ただ、明日からの人生をつくっていくときに、若いときには見えなかった視野や、失敗や成功体験をふまえた豊かな経験値を加えて、さらに楽しく幸せで有意義な時間を過ごしていきたいと、私は思うのです。(歳をとるとみんな痛感するのが、時間が経つのは早い! から急がないとね)

そのためには、病気知らずの健康な体であることが大前提。

本書の執筆に追われている2020年は、ここ数年来の腸活ブームの中でもさらに旬を迎える年になるかと思いますが、健康と美と幸せをつくるための源はすべて腸であり、その中でも腸内細菌たちの存在やはたらきにもっとフォーカスされることと思います。

プロフィールでもお伝えしていますが、私は子どもの頃よりひどい便秘症で、恩師でありますす藤田紘一郎先生が提唱される「腸活×菌活」を基本概念とした正しい美腸習慣を徹底したところ、頑固な便秘が改善し、さらなるいくつもの「恩恵」を得ることができました。すっかり魅了された私が、「腸活×菌活」の世界をより深く学ばせていただくうちに、まず心にわき起こってきた感情は、

「腸ってこんなにスゴイんだ！　こんな大事なこと…娘にちゃんと伝えなきゃ！」でした。

子をもつ母なら誰しもが願う、子どもの心身の成長と笑顔。その礎は、健康であり、それは我が子を通じて、次の世代へとつながっていきます。

日常生活に密着した美腸づくりを体系的にまとめた美腸習慣を「美腸 Methods®」として、娘にそして大事な家族や友人たちに伝えたいという想いで、本書に書きつらねました。

紙幅の関係上、すべてをお伝えすることができませんが、すこしでもヒントになることがあり、ハッピーライフをかなえることができる一助になれば幸甚です。

本書発刊にあたり、同じ想いで共働させていただいた徳間書店の石井聡様、いつもご教示いただく藤田紘一郎先生に敬愛の念と心からの感謝を申し上げます。

田和璃佳

主要参考文献

『食品の裏側』安部司著（東洋経済新報社）
『「安心な食品」の見分け方』安部司著（祥伝社）
『世界は分けてもわからない』福岡伸一著（講談社）
『土と内臓』デイビッド・モントゴメリー＋アン・ビクレー著（築地書館）
『すべての不調をなくしたければ除菌はやめなさい』ジョシュ・アックス著（文響社）
『医師が教える最強のダイエット』ジェラルド・E・マリン著（シャスタインターナショナル）
『ジョコビッチの生まれ変わる食事　新装版』ノバク・ジョコビッチ著（扶桑社）

※その他、藤田紘一郎先生の著作を参考とさせていただきました。

ブックデザイン／鈴木俊文（ムシカゴグラフィクス）
対談撮影／佐々木和隆

著者プロフィール
田和　璃佳（タワ リカ）
1971 年生。日本美腸メソッズ協会代表／（株）フェイス・ジャパン代表取締役。藤田紘一郎先生の「腸活×菌活」で、ひどい便秘症が改善。自身の腸改善をベースに、さらに東洋医学の視点をとりいれたオリジナル5色タイプ別腸診断を開発し、美腸カウンセラー ® に従事。講師や執筆の仕事を通じて、「内側から潤うカラダとココロを手に入れて、ハッピーライフを叶える美腸習慣」をまとめた美腸 Methods® を全国に展開中。著書に『「デブ菌」が消えて「ヤセ菌」が増える腸活×菌活レシピ 100 女性のお悩みすべて解決』（徳間書店）

日本美腸メソッズ協会ホームページ
https://innercare-lab.com/

40代からはじめる
「腸活×菌活」完全マニュアル

第 1 刷 2020 年 3 月 31 日

監　修　藤田紘一郎
著　者　田和璃佳

発行人　平野健一

発行所　株式会社 徳間書店
〒141-8202 東京都品川区上大崎 3-1-1 目黒セントラルスクエア
電話 編集 (03) 5403・4332
販売 (049) 293・5521
振替 00140-0-44392

印刷・製本　大日本印刷株式会社

ISBN978-4-19-865064-3